陈修园医学丛书

时方妙用
时方歌括

清·陈修园 撰

俞宜年 俞白帆 黄大理 校注

中国中医药出版社

·北 京·

图书在版编目（CIP）数据

时方妙用　时方歌括/（清）陈修园撰；俞宜年，俞白帆，黄大理校注．—北京：中国中医药出版社，2016.5（2022.8 重印）

（陈修园医学丛书）

ISBN 978-7-5132-2363-8

Ⅰ.①时…　Ⅱ.①陈…　②俞…　③俞…　④黄…　Ⅲ.①时方－方歌－注释－中国－清代　Ⅳ.①R289.4

中国版本图书馆 CIP 数据核字（2015）第 025802 号

中国中医药出版社出版

北京经济技术开发区科创十三街31号院二区8号楼

邮政编码　100176

传真　010-64405721

三河市同力彩印有限公司印刷

各地新华书店经销

*

开本 880×1230　1/32　印张 7.5　字数 132 千字

2016 年 5 月第 1 版　2022 年 8 月第 5 次印刷

书　号　ISBN 978-7-5132-2363-8

*

定价　29.00 元

网址　www.cptcm.com

服务热线　010-64405510

购书热线　010-89535836

微信服务号　zgzyycbs

微商城网址　https://kdt.im/LIdUGr

官方微博　http://e.weibo.com/cptcm

天猫旗舰店网址　https://zgzyycbs.tmall.com

陈修园医学丛书

编委会

前　言

陈念祖，字修园、良友，号慎修，福建省长乐县江田乡溪眉村人。生于清乾隆十八年（1753），卒于清道光三年（1823），终年七十岁。是清代著名医学家、教育家。

陈修园早年丧父，家境贫寒。幼时从祖父陈居廊（字天弼）读经史，兼习医学。嘉庆六年（1801）涉足仕途，最初到直隶保阳（今保定市）供职。历任河北省磁县、枣强县和威县知县、同知。嘉庆二十二年（1817）又升任直隶州知州，次年代理正定府知府。陈氏在涉足仕途的十几载光景里，以张仲景为榜样，究心民瘼，政绩显著，且念念不忘济世救人，亦官亦医。嘉庆二十四年（1819），陈修园因年老告归，时年66岁。归闽后，致力于医学，在福州的嵩山井上草堂，一面讲学，一面伏案著书，孜孜不倦。老骥伏枥，志在千里，终以医名流芳于后世。

陈修园的一生孜孜不倦，从事医学知识普及工作，业经肯定的著作有《南雅堂医书全集》（即《陈修园医书十六种》）。《南雅堂医书全集》是清代优秀中医药丛书之一，包括《灵素节要浅注》《金匮要略浅注》《金匮方歌括》《伤寒论浅注》《长沙方歌括》《医学实在易》《医学从众录》《女科要旨》《神农本草经读》《医学三字经》《时方妙用》《时方歌括》《景岳新方砭》《伤寒真方歌括》《伤寒医诀串解》《十药神书注解》十六种。其内容丰富，包括中医经典著作注解、基础理论、诊断学、方药学以及临床各科治疗学。其文字质朴洗炼，畅达优美，深入浅出，从博返约，切于实用。200多年来流传广泛，影响深远，是中医自学与教学的重要书籍。

《医学三字经》为中医四小经典之一。由博返约，朗朗上口，易学易记，发后学之蒙，得而会喜曰“医学实在易”。医之为道，至深至浅，至难至易，雅俗共赏，他的著作近200年来一直对广大读者拥有惊人的吸引力并受到经久不衰的好评。关于陈氏这些中医普及性读物的作用，国医大师邓铁涛教授曾指出：新中国成立前私立中医学校入学人数不多，可是读陈修园书而当医生的甚多。我国当代的一些著名老中医，有不少就是由读陈修园的书开始学医的。由此可见，陈氏著作的作用与影响是多么深远。

《陈修园医学丛书》具有以下特点：

（1）书目选定严谨：陈修园医著深入浅出，简明实用，故问世后风行海内，翻刻重印不断。书商见陈氏之书如此畅销，便将许多非陈氏所著之书也夹杂其中以牟利，冠名“陈修园医书××种”刊行。当时书坊流行的就有十六种、二十三种、三十二种、四十八种、六十种、七十种、七十二种等。《陈修园医学丛书》选录的十六种，都是经考证甄别，为医学界公认的陈修园医著。其他如《医医偶录》一书，虽《珍本医书集成》和《长乐县志》已作为陈氏之书收录或著录，但《陈修园医学丛书》校注者考其内容与江涵暾之《笔花医镜》大同，故本着“宁缺勿滥”的原则，未予收录。

（2）校勘底本较好：陈修园的医学著述，其刊刻印行的版本之多，在中国医学史上，堪称首屈一指。与以往出版的校点本相比，《陈修园医学丛书》注重对底本的选择。如《医学三字经》所选的清嘉庆九年（1804）南雅堂藏板本，《金匮要略浅注》所选的清道光十年（1830）刻本，《金匮方歌括》所选的清道光十六年（1836）南雅堂藏板本，《女科要旨》所选的清道光二十一年（1841）刻本，《医学实在易》所选的清道光二十四年（1844）刻本，以及《灵素节要浅注》所选的清同治四年（1865）南雅堂刻本，都是陈修园医著中较早和较好的版本。

（3）出注少而精：陈修园医书行文流畅，文字简明，故《陈修园医学丛书》在注释时遵循少而精的原则。如对《伤寒医诀串解》卷三“盖少阳之气游行三焦，因胁下之阻隔，合上节之治节不行”一句中“上节”注为“应是上焦，指肺”；对《时方妙用》卷一“因风以害，即释氏所谓业风一吹金石乌有是也”句中的“业风”注为“佛家语，指不正之风”，皆为简洁明了之注。

在《陈修园医学丛书》出版之际，我们由衷感谢中国中医药出版社为传播中医药优秀著作所作出的不懈努力，期待有更多更好的中医药作品出版，让世界了解中医，国人信仰中医，学子热爱中医。

《陈修园医学丛书》编委会

2016年4月

总 目 录

时方妙用

清·陈修园　撰

俞宜年　俞白帆　黄大理　校注

内容提要

陈修园（1753—1823），名念祖，号慎修，福建长乐人，清代著名医学家、教育家。《时方妙用》为陈修园的代表著作之一，约成书于嘉庆八年（1803）。全书共4卷，第一卷首叙望、闻、问、切四诊要点和中风、痨证二证；第二、三、四卷融历代医家和陈氏个人经验，就各种临床常见病的病理、证候和治疗方药等作进一步的阐发。本书各种疾病以辨证为纲，详论证因方治及各家之说，参以己见，或加评论，或附治验，条理井然，简明扼要，诚为医学入门之阶梯，临证处方不可不读之书。

校注说明

《时方妙用》，约成书于嘉庆八年（公元1803年）。全书共4卷，第一卷首叙望、闻、问、切四诊要点和中风、痨证二证；第二、三、四卷融历代医家和陈氏个人经验，就各种临床常见病的病理、证候和治疗方药等作进一步的阐发。本书各种疾病以辨证为纲，详论证因方治及各家之说，参以己见，或加评论，或附治验，条理井然，简明扼要，诚为医学入门之阶梯，临证处方不可不读之书。

该书自问世以来，代有翻刻，讹误较多，今取善本校注，具体处理方法如下：

一、本次校注，以清宏文阁刻本（本衙藏板）为底本，清光绪十八年（1892）上海图书集成印书局本为主校本，光绪三十一年（1905），上海商务印书馆本为参校本。

二、底本中确系明显之错字、俗字，或笔划小误者，均予以径改，不出校记。如系底本错讹脱衍，需辨明者，则据校本改正或增删，并出校注明。

三、底本与校本不一，而文义均通者，不出校，悉从底本；难予以肯定何者为是者，原文不动，出校注明。

四、底本与校本有异，属底本讹误，均予以校补，出注说明。

五、陈氏诠释经典著作，引用原文常系摘引，凡此情况，不增补，不出校；陈氏引录他书文句常有删节，或缩写改动，凡不失原意者，均置之不论，以保持原貌。

六、底本目录与正文内容有异者，互相增补，出校说明。

七、凡属生僻字、词，加注音及注释。

八、凡属通假字，原文不动，首见出注说明。

九、由于版式更改，原方位词，如“左”、“右”等一律改作“下”、“上”，不出注。

十、凡属书名、篇名，一律加书名号，不出注。

十一、原书名卷前有署名“闽吴航陈念祖修园甫著，男元豹道彪古愚、元犀道照灵石同校字，”一并删去，不出注。

序

古之长吏与民相亲，饥为之食，寒为之衣，水旱疾疫为之医药而调剂之，用能循绩丕懋①，仁闻远覃②。长乐陈修园孝廉，精轩岐术，作令三辅，适大水，奉檄勘灾恒山，出其方，试而辄效。嗣丁内艰旋里，读礼之暇，因刊《时方歌括》、《时方妙用》二书。夫上医医国，前人如狄怀英、陆敬舆诸贤，家居时率骈集验方以自娱，亦以救世。《物理论》曰：医者非仁爱不可托也，非聪明理达不可任也，非廉洁淳良不可信也。修园行将广其道，以究心民瘼，希踪古循吏者，岂直以术炫售哉！

嘉庆癸亥至日赵在田序

---

① 丕懋（懋 mào）：盛大之意。

② 覃（tán）：长，深。

小 引

辛酉岁，余罢南宫试，蒙恩试令三辅。适夏间大水，奉檄勘灾恒山，以劳遘疾，得寒厥证几死，病间自定汤液，二服愈。

时恒山东北，大为温疟患，误于药者比比。余悯之，遂于公余采时方一百八首，韵为歌括。出善本，付刀圭家，按法疗治，多所全活。

越明年，制府熊谦山先生见而许可，曰：子之意善矣！然有方而不审其用，则不足以活人，且以杀人，子盍明方意而广之？适余丁内艰，弗果。

今岁读礼在籍，谨体先生寿世寿民意，续成四卷，详病源于一百八首中。且余读《灵》《素》，宗仲景，向有经方之注，和者寥寥，偶以时方出，纸贵一时，投时好也。好在此，曷弗导之以此？时方固不逮于经方，而以古法行之，即与经方相表里，亦在乎用之之妙而已，因颜曰《时方妙用》。

时嘉庆癸亥立春后一日修园陈念祖题

目　录

卷三

卷四

卷　一

望色一

明堂图内部十四，外部十一，恐仓卒间不能辨也。惟相传额心、鼻脾、左颊肝、右颊肺、颐肾之法，简捷可从。又须审其五色，以定五脏之病。肝青，肺白，心赤，脾黄，肾黑。色周于面者，辨其有神无神；色分于部者，审其相生相克。暗淡者病从内生，紫浊者邪自外受。郁多憔悴，病久瘦黄。山根明亮，须知欲愈之疴；环口黑黧，休医已绝之肾。言难尽意，医要会心。

经云：赤欲如帛裹朱，不欲如赭；白欲如鹅羽，不欲如盐；青欲如苍璧之泽，不欲如蓝；黄欲如罗裹雄黄，不欲如黄土；黑欲如重漆色，不欲如地苍。青如翠羽者生，赤如鸡冠者生，黄如蟹腹者生，白如豕膏者生，黑如乌羽者生。《灵枢》曰：五色各见其部，察其浮沉，以知浅深；察其泽夭，以观成败；察其散抟，音团。以知远近；视色上下，以知病处；积神于心，以知往今。

望色二危候

尸臭，肉绝。舌卷及囊缩，肝绝。口不合，脾绝。肌肿唇反，胃绝。发直齿枯，骨绝。遗尿，肾绝。毛焦，肺绝。面黑直视，目瞑不见，阴绝。目眶陷，目系倾，汗出如珠，阳绝。手撒戴眼，太阳绝。病后喘泻，脾肺将绝。目正圆，痓，不治。吐沫面赤，面青黑，唇青，人中满，发与眉冲起，爪甲下肉黑，手掌无纹，脐突，足趺肿，声如鼾睡，脉沉无根，面青伏眼，目盲，汗出如油，以上肝绝，八日死。眉倾，胆绝。手足爪甲青，或脱落，呼骂不休，筋绝，八日死。眉息回视，心绝，立死。发直如麻，不得屈伸，自汗不止，小肠绝，六日死。口冷，足肿，腹热，胪胀①，泄利无时，脾绝，五日死。脊骨疼肿，身重不可转侧，胃绝，五日死。耳干，舌肿，溺血，大便赤泄，肉绝，九日死。口张，气出不反，肺绝，三日死。泄利无度，大肠绝。齿干枯，面黑，目黄，腰欲折，自汗。肾绝。

望色三

舌上津津如常，邪尚在表；见白苔而滑，邪在半

① 胪胀：腹部肌肉或腹皮胀急。胪，腹前壁的肌肉和筋膜。

表半里；见黄苔而干燥，热已入于里。见黑苔有二：如黑而焦裂硬刺者，为火极似炭之热苔；如黑而有水软润而滑者，为水来克火之寒苔。又蓝色为白色之变，为寒；紫色为红色之变，为热。此伤寒症辨法也。

凡舌肿胀，重舌，木舌，舌生芒刺，舌苔黄燥，皆热甚也。凡舌硬，舌强，舌短缩，舌卷，皆危症。又阴阳易出舌数寸者死。若沿边缺陷如锯齿者不治。

杜青碧三十六舌繁而无当，不可为其所惑。

闻 声

《难经》曰：闻其五音，以知其病。以五脏有五声，以合于五音，谓肝呼应角，心笑①应徵，脾歌应宫，肺哭应商，肾呻②应羽是也。然此义深奥，非寻常所能揣测者。今以古人经验简易之法，列为声诊。

脉之呻者，痛也，言诊时之呻吟。言迟者，风也，迟则蹇涩，风痰之症。声从室中言，此中气有湿也。言将终乃复言者，此夺气也。谓气不续，言未终止而又言之状也。衣被不敛，言语骂詈，不避亲疏者，神

① 笑：原作“言”。
② 呻：原作“声”。

明之乱也。狂。出言懒怯，先轻后重，此内伤中气也。出言壮厉，先重后轻，是外感邪盛也。

攒眉呻吟，苦头痛也。呻吟不能行起，腰、足痛也。叫喊以手按心，中脘痛也。呻吟不能转身，腰痛也。摇头而呻，以手扪腮，唇、齿痛也。行迟而呻者，腰、脚痛也。

诊时吁气者，郁结也。扭而呻者，腹痛也。形羸声哑，痨瘵之不治者，咽中有肺花疮[1]也。暴哑者，风痰伏火，或暴怒叫喊所致也。声嘶，血败，久病不治也。坐而气促，痰火为哮也。久病气促，危也。中年人声浊者，痰火也。

诊时独言独语，首尾不应，思虑伤神也。伤寒坏病，声哑为狐惑，上唇有疮，虫食其脏；下唇有疮，虫食其肛也。气促喘息不足以息者，虚甚也。平人无寒热，短气不足以息者，实也。实者，是痰与火也。新病闻呃，非火逆即寒逆；久病闻呃，胃气欲绝也。大抵声音清亮，不异于平时为吉。

问　症

凡诊病，必先问是何人，或男或女，或老或幼，或妾婢、童仆。问而不答必耳聋，须询其左右，平素

① 肺花疮：病名。即喉癣。

何如？否则，病久或汗下致聋。问而懒答，或点头，皆中虚。昏愦不知人，非暴厥即久病也，如妇女多中气[①]。

诊妇人，必当问月信如何。寡妇血气凝滞，两尺多滑，不可误断为胎；室女亦有之。

又问其病于何日？日少为新病，实症居多；日多为久病，虚症居多。曾食何物？食冰而病，药用冰煎；若伤肉食，用草果、山楂之类，详伤食本条。曾有怒、劳、房欲等事？怒则伤肝，劳则内伤元气，房劳则伤肾。及问初起何症？如初起头疼、发热、恶寒，属外感；如初起心腹疼痛及泻痢等症，属内伤。后变何病？如痢变泻、变疟为轻，疟、泻变痢为重。先喘后胀病在肺，先胀后喘病在脾，先渴后呕为停水之类。今口渴思饮否？口不渴，内无热也。口渴欲饮为热，老人口干不须饮，主津液少；若漱水不欲咽，主蓄血，主阴极发躁。喜热喜冷否？喜热内寒，喜冷内热。口中何味？苦，热；咸，寒；虚，淡；甘，脾热成疳；伤食，口酸。思食否？伤食，不思食。杂症思食，为有胃气则生；若绝食，为无胃气，则死。五味中喜食何味？喜甘，脾弱；喜酸，肝虚之类。胸中宽否？不宽，伤食、痰积、气滞之症。及腹中有无痛处否？无痛，病不在内，主虚；有痛处，主食积、痰

① 中气：病名。即气中。为类中风类型之一。

血之类；有痛处，手按则减者为虚。**大小便如常否？**小便秘、黄赤为热，清白为寒，浊如米泔为湿热下陷。大便秘为实，久泻久痢为虚，下黄赤为热，下清白为寒。**足冷暖否？**足暖阳症，足冷阴症。乍冷乍温，便结属阳，大便如常属虚。**及平日劳逸、喜怒忧思，及素食何物？**劳则气散，逸则气滞。喜伤心，怒伤肝，忧伤肺，思虑伤脾，恐伤肾。素食厚味则生痰，醇酒则发热。

种种问法，实为活人之捷径。

切　脉

《内经》分配脏腑：左寸心、膻中；左关肝、膈；左尺肾、腹中；右寸肺、胸中；右关脾、胃；右尺肾、腹中。

王叔和分配脏腑：左寸心、小肠；左关肝、胆；左尺肾、膀胱；右寸肺、大肠；右关脾、胃；右尺命门、三焦。

李濒湖分配脏腑：左寸心、膻中；左关肝、胆；左尺肾、膀胱、小肠；右寸肺、胸中；右关脾、胃；右尺肾、大肠。

张景岳分配脏腑：左寸心、膻中；左关肝、胆；左尺肾、膀胱、大肠；右寸肺、胸中；右关脾、胃；右尺肾、小肠。

愚按：大小二肠，经无明训，其实“尺里以候腹”，腹者，大小肠与膀胱俱在其中。王叔和以大小二肠配于两寸，取心肺与二肠相表里之义也。李濒湖以小肠配于左尺，大肠配于右尺，取上下分属之义也。张景岳以大肠宜配于左尺，取金水相从之义；小肠宜配于右尺，取火归火位之义也。俱皆有至理。当以病症相参，如大便秘结，右尺宜实，今右尺反虚，左尺反实，便知金水同病也。小便热淋，左尺宜数，今左尺如常，而右尺反数者，便知相火炽盛也；或两尺如常，而脉应两寸者，便知心移热于小肠，肺移热于大肠也。一家之说，俱不可泥如此。况右肾属火，即云命门，亦何不可？三焦鼎峙两肾之间，以应地运之右转，即借诊于右尺，亦何不可乎？

五脏平脉

心脉浮大而散，肺脉浮涩而短，肝脉弦长而和，脾脉缓大而敦，肾脉沉软而滑。

又有反关脉，在关后，必反其手诊之，当询其平日何如脉象。

男女异脉

男子阳为主，两寸常旺于尺；女子阴为主，两尺常旺于寸，乃其常也，反之者病。

无病经脉

经者，常也。医者一呼一吸，病者脉来四至，为和平之象。或间以五至为闰息，如岁运三年一闰，是我之息长，非彼之脉数也。

脉分四时六气

十二月大寒至春分，为初之气，厥阴风木主令。经曰：厥阴之至，其脉弦。

春分至小满，为二之气，少阴君火主令。经曰：少阴之至，其脉钩。

小满至六月大暑，为三之气，少阳相火主令。经曰：少阳之至，大而浮。

大暑至八月秋分，为四之气，太阴湿土主令。经曰：太阴之至，其脉沉。

秋分至十月小雪，为五之气。阳明燥金主令。经曰：阳明之至，短而涩。

小雪至十二月大寒，为六之气，太阳寒水主令。经曰：太阳之至，大而长。

按：近时只遵春弦，夏洪，秋毛，冬石，四季之末和缓不忒[①]之诀，然气之至有迟速，不必趋于捷径。

---

① 不忒（tè）：犹言有序。

七怪脉歌旧诀

雀啄连来三五啄。连连搏指，忽然止绝，少顷复来，如雀啄食，肝绝也。

屋漏半日一点落。如屋残漏下，半时一滴，胃绝也。

弹石硬来寻即散。沉于筋间，劈劈急硬，如指弹石，肾绝也。

搭指散乱如解索。指下散乱，乍数乍疏，如索之解，脾绝也。

鱼翔似有亦似无。本不动而末强摇，似有似无，如鱼之翔，心绝也。

虾游静中跳一跃。浮于指下，始则冉冉不动，少焉而去，久之忽然一跃，进退难寻，如虾之游，大肠绝也。

更有釜沸涌如羹。浮于指下，有出无入，无复止数，如釜汤沸，肺绝也。

旦占夕死不须药。

八脉该二十八字脉象

旧诀以浮、芤、滑、实、弦、紧、洪为七表，以沉、微、迟、缓、濡、伏、弱、涩为八里，以长、短、虚、促、结、代、牢、动、细为九道，不无可议处。浮、沉、迟、数为诊脉四大纲，旧诀竟脱去“数”字，谬甚！当就李濒湖、李士材二十七字外，更增入大脉方足。然病无定情，脉不单见，学无头绪，指下茫然。兹以浮、沉、迟、数、虚、实、大、缓八脉为主，而以兼见之脉附之，总括以诗，为切脉之捷法。

浮 轻手乃得，重手不见。为阳，为表。除沉、伏、牢三脉之外，皆可互见。

浮而中空为芤，有边无中，如以指着葱之象。主失血。

浮而搏指为革，中空外坚，似以指按鼓皮之状，浮见也。视芤脉，中更空而外更坚。主阴阳不交。

浮而不聚为散，按之散而不聚，来去不明。主气散。

诗曰：

浮为表脉病为阳，轻手扪来指下彰。

芤似着葱知血脱，革如按鼓识阴亡。孤阳越于上，便知真阴竭于下矣。

从浮辨散形缭乱，定散非浮气败伤。

除却沉中牢伏象，请君象[1]外更参详。浮，不沉也，沉中诸脉，俱不能兼。

沉 轻手不得，重手乃得，按至肌肉以下。为阴，

① 象：现象，表现。

为里。除浮、革、芤、散四脉之外，皆可互见。

沉而几无为伏，着骨始得，较沉更甚。主邪闭。

沉而有力为牢，沉而强直搏指，主寒[①]实。

诗曰：

沉为里脉病为阴，浅按如无按要深。

伏则幽潜推骨认，牢为劲直着筋寻。

须知诸伏新邪闭，可悟诸牢冷痛[②]侵。

除却浮中芤革散，许多活法巧从心。沉，不浮也，浮中诸脉，不能兼见。

迟　一息三至或二至。为在脏，为寒。除数、紧、促、动四脉之外，皆可互见。

迟而时止为结，迟中而时有一止也，但无定数。主气郁，血壅，痰滞。亦主气血渐衰。

迟而更代为代，缓中一止，不能自还而更代也，止有定数。主气绝。亦主经隧有阻，妊妇见之不妨。

诗曰：

迟为在脏亦为寒，《脉经》云：迟为寒。仲景云：迟为在脏。

辨至须从三两看，一呼一吸，合为一息。一呼脉来二至，一吸脉来二至，合为一息，四至为平人之脉。迟则一息三至，或一息二至，至于一息一至，必死。

---

① 寒：上海图书集成本作“内”。

② 冷痛：上海图书集成本作“内实”。

结以偶停无定数，迟中一止也。

代因不返即更端。一脏气绝，其脉往而不能自还，他脏因而更代之。须知此脉止有定数。

共传代主元阳绝，还识结成郁气干。

除却数中促紧动，相兼种种要和盘。迟，不数也，数中诸脉不能兼见。

数　一息五六至。为在腑，为热。除迟、结、代三脉之外，俱可互见。

数而牵转为紧，如牵绳转索。主寒邪而痛。亦主表邪。

数而时止为促，数中时有一止，亦无定数。主邪气内陷。

数见关中为动，形圆如豆，厥厥摇动，见于关部。主阴阳相搏。主气与惊，男亡阳，女血崩。

诗曰：

数为腑脉热居多，仲景云：数为在腑。《脉经》云：数为热。

一息脉来五六科。谓一息五六至也。至七八至者危。

紧似转绳寒甫闭，动如摇豆气违和。

数中时止名为促，促里阳偏即是魔。阳盛为促。

除却迟中兼结代，旁形侧出细婆娑。数，不迟也，迟中诸脉不能兼见。

虚　不实也，应指无力，浮、中、沉三候俱有之，前人谓豁然空大，见于浮脉者非。主虚。有素禀不足，因虚而生病者；有邪气不解，因病而致虚者。

虚而沉小为弱，沉细而软，按之乃得。沉见。主血虚。亦分阴阳胃气。

虚而浮小为濡，如絮浮水面。浮见。主气虚。亦主外湿。

虚而模糊为微，不显也。指下不分明，若无若有，浮、中、沉皆是。主阴阳气绝。

虚而势滞为涩，往来干涩，如轻刀刮竹之象。主血虚，亦主死血。

虚而形小为细，形如蜘蛛丝之细，指下分明。主气冷。

虚而形缩为短，寸不通鱼际，尺不通尺泽。主气损。亦主气郁。

诗曰：

虚来三候按如绵，元气难支岂偶然。

弱在沉中阴已竭，濡居浮分气之愆。

痨成脉隐微难见，指下不分明。病剧精干涩遂传。

冷气蛛丝成细象，以上皆言脉势，惟细、大、长、短，皆指脉形而言。细者，形如蛛丝也；微与细相类，但微对显而言，细对大而言，分别在此。

短为形缩郁堪怜。

实　不虚也。应指有力，浮、中、沉俱有之。《四言脉诀》云：牢甚则实，独附于沉脉者非。大抵指下清楚而和缓，为元气之实；指下逼逼而不清，为邪实之实。主实。

实而流利为滑，往来流利。主血治。亦主痰饮。

实而迢长为长，上至鱼际，下至尺泽。主气治。亦主阳盛阴虚。

实而涌沸为洪，应指满溢，如群波涌起之象。主热极，亦主内虚。

实而端直为弦，状如弓弦，按之不移。主肝邪。亦主寒、主痛。

诗曰：

实来有力象悠悠，邪正全凭指下求。脉来有力，指下清而不浊，滑长不兼洪弦之象，正气实也；如指下浊而不清，但见洪紧，不见滑长，是邪气实也。

流利滑呈阴素足，迢遥长见病当瘳。

洪如涌浪邪传热，弦似张弓木作仇。

毫发分途须默领，非人浑不说缘由。

大　即洪脉而兼脉形之阔大也。旧本统于洪脉，今分别之。

诗曰：

大脉如洪不是洪，洪兼形阔不雷同。

绝无舞柳随风态，却似移兵赴敌雄。

新病邪强知正怯，夙疴外实必中空。

《内经》病进真堪佩，总为阳明气不充。邪气盛则胃气衰，故脉大而不缓。

缓　脉来四至，从容不迫。主正复。和缓之缓，主正复；怠缓之缓，主中湿。

诗曰：

缓脉从容不迫时，诊来四至却非迟。

胃阳恰似祥光布，谷气原如甘露滋。

不问阴阳欣得此，任他久暂总相宜。

若还怠缓须当辨，湿中脾经步履疲。

胃气复则邪气退，故脉缓而不大。缓者，主脉之气象从容不迫而言，非指往来之迟缓也。“迟”字对“数”字言，迟则不数，数则不迟也。“缓”字所包者广，迟中有缓，数中亦有缓，非浅人所可领会。故《内经》与“大”字对言，不与“数”字对言，其旨深哉！

节录病机赋修园重订

赋曰：能穷浮、沉、迟、数、虚、实、大、缓八脉之奥，八者，脉之奥也。便知表、里、寒、热、盛、衰、邪、正八要之名。

表者，病不在内也；里者，病不在外也。盛者，本来气血不衰也；衰者，本来气血不盛也。寒者，脏腑积冷也；热者，脏腑积热也；邪者，非脏腑正病也；正者，非外邪所中也。

八脉为诸脉纲领，八要是众病权衡。

量度诸病，由此八要也。

虚为气血不实，举按无力，若兼弱涩之象。

举者，轻手取之于皮肤之上；按者，重手按之于肌肉之内也。无力者，言指下举按应指无力也。弱者，痿而不起也，主气虚。涩者，往来干涩也，主血少。虚脉兼此二象。

实为气血不虚，举按有力，且该长滑之形。

长者，过于本位也，主气有余。滑者，流而不滞也，主血有余。实脉兼此二象。此以虚实二脉探气血盛衰之情也。

迟寒，数热，纪至数多少。

平人脉以四至为准，不及曰迟，一息三至也；太过曰数，一息六至也。经云：数则为热，迟则为寒。此以迟数二脉别其寒热也。

浮表，沉里，在指下重轻。

轻手举之于皮肤上即得，重按乃无，如水浮泛者，曰浮。重手按至筋骨而得者，曰沉。经云：浮为在表，沉为在里。此以浮沉二脉别其表里也。

缓则正复，和若春风柳舞；大则病进，势若秋水潮生。

缓则胃气复，如春柳之和，故邪退而正复也。病进而危，故脉洪大，如秋涛之汹涌。此以缓大二脉验其邪正也。

六脉同等者，喜其勿药。

六脉者，两手六部之脉也。同等者，脉息调匀，不治自愈。王肯堂误解为大小、浮沉、迟数同等，不可从也。

六脉偏盛者，忧其采薪[①]。

偏盛者，六部中那一部独异也；又于那一部之中，推其于八脉中，见出那一象也。王肯堂旧解亦误。

脉有宜忌

凡病内虚者，脉弱为宜，洪大则忌。病外感者，阳脉为宜，阴脉则忌。

有神者吉，和缓者吉，合于时令者吉，与面上五色中见那一色相生者吉，反是者凶。只此数语可遵，其余皆不经之言，不可信也。

妇人脉法

妇人两尺盛于两寸，常也。若肾脉微涩与浮，或肝脉沉急，或尺脉断绝不匀，皆经闭不调之候。

妇人尺脉微迟为居经，月事三月一下，血气不足

① 采薪：患病之意。

故也。

妇人三部浮沉正等，无他病而经停者，孕也，尺大而旺亦然。左尺洪大实为男，右尺洪大实为女。旧说以左右尺为断，然经云：妇人手少阴脉动甚者，妊子也。今以寸脉动滑为断，左叶熊罴，右应鸾凤之兆。

体弱之妇，尺内按之不绝，便是有子；月断病多，六脉不病，亦为有子。所以然者，体弱而脉难显也。《脉经》曰：三部浮沉正等，按之无绝者，孕娠也。何尝拘于洪滑耶？阴搏阳别，谓之有子，言尺内阴脉搏指，与寸口阳脉迥别，其中有阳象也。

妇人不月，脉来滑疾，重手按之散者，胎已三月也。和滑而代者，二月余之胎息也。重手按之，滑疾不散者，五月也。

妇人经断有呕，其脉弦者，后必大下，不成胎也。然有因病脉弦，又当保胎为务，气旺则弦自退矣。

阴虚阳搏谓之崩，言尺内虚大弦数，皆内崩而血下。

妊娠七八月，脉实牢强大者吉，沉细者难产而死。

女人得革脉，曰半产漏下。得离经之脉，曰产期。离经者，离乎经常之脉也。盖胎动于中，脉乱于外，势之必至也。

新产伤阴，出血不止，尺脉不能上关者死。

妇人脉平而虚者，乳子也。

妇人尺脉弱而涩，小腹冷，恶寒，年少得之为无子，年大得之为绝产。

小儿脉法

小儿五岁以下，气血未盛，经脉未充，无以别其脉象，故以食指络脉之象彰于外者察之。食指第一节寅位，为风关；第二节卯位，为气关；第三节辰位，为命关。以男左女右为则。纹色紫曰热，红曰伤寒，青曰惊风，白曰疳疾，淡黄隐隐为无病，黑色曰危。在风关为轻，气关为重，命关为危。脉纹入掌为内钓①，纹弯里为风寒，纹弯外为食积。

及五岁以上，乃以一指取寸关尺之处，常以六至为率，加则为热，减则为寒，皆如诊大人法。

小儿脉乱，身热，汗出，不食，食即吐，多为变蒸。

小儿四末独冷，鼓栗恶寒，面赤，气粗，涕泪交至，必为痘疹。

半岁以下，于额前眉端发际之间，以名、中、食三指候之。食指近发为上，名指近眉为下，中指为中。三指俱热，外感于风，鼻塞咳嗽；三指俱冷，外感于寒，内伤饮食，发热吐泻；食、中二指热，主上热下冷；名、中二指热，主夹惊；食指热，主食滞。

---

① 内钓：病症名。惊风的一种证型。临床以内脏抽掣，腹痛多啼为特征。

中　　风

猝倒无知，牙关紧闭，痰涎上壅，危在顷刻是也。李东垣主气虚，刘河间主火盛，朱丹溪主湿盛生痰，三子皆言中风之因，如作文之推原法。薛立斋、赵养葵言真水竭，真火虚，肝郁脾伤及诸虚所致，更推广言之，总非正面文字。其曰风者，主外来之邪风而言也；其曰中者，如矢石之中于人也。此时因风治风，尚恐不及，其他奚论焉？小续命汤为第一，诸说不足凭也。若谓是气虚，火盛，痰多，水竭，火虚，肝郁，脾伤及诸虚所致，为病日久，即未中风之前，以大剂调养，非一两月不效。岂于既中风之际，死生只在顷刻，尚可以一剂回其气虚，平其火势，清其痰源，滋其肾水，温其命火，及疏肝健脾，补养诸虚乎？必无是理也。如牛黄、脑麝及市上驰名丸药，人尚知其劫伤元气，不敢轻投，而数家之书，言似近理，其实伪君子之为害更甚于真小人。念祖为活人计，不敢不得罪前人而直辨其非。

脉喜浮大，浮者，邪尚在腑也；大者，风为阳邪，阳症见阳脉也。若浮大鼓指，恐邪盛正衰，元气欲脱。忌沉小。沉者，邪入脏也；小者，正气衰也。若沉小而气度和缓，来去分明，乃是吉兆。

中经有六经之形证，宜小续命汤。

中脏多滞九窍，故有唇缓，失音，鼻塞，耳聋，目瞀，便秘之症。风自外来，故不外麻、桂；手足抽掣，故兼用归、芎；二便阻隔，故用滑石、硝、黄，宜防风通圣散。

中腑多著四肢，故有半身不遂，手足不随，左瘫右痪之形。

中血脉，外无六经之形症，内无便溺[①]之阻隔，惟口喎斜，或左或右。偏左宜六君子汤，盖左半虽血为主，非气以统之则不流也；偏右宜四物汤，盖右半虽气为主，非血以丽[②]之则易散也。二汤俱加竹沥、姜汁以行经络之痰，再加僵蚕、钩藤、天麻、羚羊角以熄风活络；或加附子以固阳，肉桂以通阳，黄芪以胜风。

中风不语，宜资寿解语汤。

舌强不能言，足废不能行，宜地黄饮子。

中风死症，多是风中带寒，其症口开为心绝，手撒为脾绝，眼合为肝绝，遗尿为肾绝，声如鼾睡为肺绝，汗出如油为元气内绝。发直，目上视，面赤如妆，汗缀如珠，法在不治。用药若迟，数刻即死矣，急用三生饮一两，加人参一两。按：三生饮中，近时附子俱以盐腌过，乌头非四川产者无力。愚用熟附子一两，干姜五钱，炙甘草四钱，一服汗略止，再服眼睛略动，

---

① 溺：原作“弱”，据商务印书馆本改。

② 丽：附着，依附。

三服加人参三钱，渐有生意，必须半日服三剂。

中风愈后，照刘、朱、李、薛诸法，缓缓调治之。

愚按：开窍以驱风，非是正法。《内经》重在填窍，《金匮》有侯氏黑散、风引汤二方，是补天手段。或猝倒时痰涎如壅，危在顷刻者，三因白散极验。详《三字经》方。

附：小续命汤六经加减并针灸法

如中风无汗恶寒，依本方，麻黄、杏仁、防风各加一倍，又宜针至阴、穴在足小趾外侧甲角，针二分出血。昆仑。穴在足外踝后踝骨，针透太溪。

如中风有汗恶风，依本方，桂枝、芍药、杏仁各加一倍，又宜针风府。穴在项后入发一寸，针入三分，禁灸。

以上二症，皆太阳经中风也。

如中风有汗身热，不恶寒，依本方加石膏、知母各二钱，甘草再加一倍，去附子。

如中风有汗，身热，不恶风，依本方加葛根，桂枝、黄芩再加一倍。宜针陷谷，穴在足大趾、次趾外间骨节后陷中，针入五分。去阳明之贼，兼刺厉兑，穴在足大趾、次趾端，去爪甲如韭叶许。以泻阳明之实。

以上二症，皆阳明经中风也。

如中风无汗身凉，依本方，附子加一倍，干姜加二倍，甘草加二倍。又宜刺隐白，穴在足大趾内侧，去爪甲角如韭叶。去太阴之贼。此太阴经中风也。

如中风有汗无热，依本方，桂枝、附子、甘草各加一倍，又宜针太溪。穴在足内踝后跟骨上陷中，针透昆仑。此少阴经中风也。

如中风六经混淆，系之于少阳，或肢节挛痛，或麻木不仁，依本方，加羌活、连翘，又于少阳之经绝骨穴，在足外踝上三寸，灸五壮。灸以引其热，取厥阴之井大敦穴，在足大趾甲聚毛间。刺以通其经。此少阳、厥阴经中风也。

新按：

受业侄凤腾注：诸书逐而散之，风散即为气散，生而亦死。兹法养以和之，气和即为风和，死可回生，为风症补千古所未及。

壬戌岁，念祖在保阳供职，制宪熊大人召诊。诊得两手脉厚而长，惟左手兼些弦象，两寸略紧。念祖谓：脉厚，得土之敦气，以厚道载厚福，脉长寿亦长。非谀语也。但弦为风脉，紧为痛脉，紧在两寸，恐上半身有痹痛等症也。大人云：所言俱对，但臂上及手腕痛，或愈或作，约有五年余；指头麻木，十年前颇甚，今略麻而不木矣。念祖曰：风在骨节而作痛，妙在痛处，痛是气血与风邪相拒，非若偏枯之不痛也。书谓中指麻木，三年内必有中风之患，以中指属手心主之经故也。今拇指、食指为甚，特肺与大肠之气不调，不甚为害，然必须治之于早也。薛氏云：服风药以预防中风，适以招风取中。念祖师其意而不用其方，拟用黄芪桂枝五物汤常服：

黄芪　桂枝尖　生芍药以上各二钱　生姜四钱　大枣二粒，擘水煎服。

昔人云：人在风中而不见风，犹鱼在水中而不见水。风即气也。人在气交①之中，得风以生，即宋儒所谓和风一至万物皆春是也。因风以害，即释氏所谓业风②一吹金石乌有是也。人身五脏，而肝为风脏，乃生死之门户。无病则风和，而气息、脉息俱和，不见其为风；有病则风疾，而气息、脉息亦疾，遂露出风象，甚至目直，手足动摇抽掣，汗出如珠，痰涎如涌等症，大显出风象，治之不及矣。惟指头麻木，时或眩晕，时或历节作痛，病未甚而治之于先，则肝得所养，斯不为风病矣。肝属木而主春，阳春有脚，能去而亦能来，别有所以留之道，吾于邵子之诗悟之。《内经》云：神在天为风。又曰：大气举之。庄子云：万物以息相吹也。孟夫子谓：塞乎天地之间。佛经以风轮主持大地。异同处实有一贯之道焉。兹方也，认定肝为风脏，取桂枝通肝阳，芍药滋肝阴，阴阳不偏，是为和气，亦即和风也。盈天地间皆风而皆气，气贵善养。黄芪之补，是养气章勿忘工夫；大枣之缓，是养气章勿助工夫，且倍以生姜之雄烈，所以还其刚大

① 气交：阴阳二气的交会。
② 业风：佛家语，指不正之风。

浩然之体段。圣贤之一言一字，包涵万有，自可以互证而益明。

又拟丸方：时常服食之方与救病之方不同，故取和平之品，与五谷五菜同功。古云：药以治病，食以养人。此方取义等于食物，即勿药意也。

熟地黄六两　於潜白术六两，米泔浸一宿，去皮切片，饭上蒸，晒　怀山药三两，生姜汁拌炒　甘枸杞三两，隔纸烘　川附子二两，炒　上肉桂一两，去皮，不见火，研　人参二两，饭上蒸软，切片，隔纸烘研　鹿茸去毛，切片，酥炙，勿伤焦　麦冬二两，绍酒润、晒、烘　五味子二两，盐水浸，炒珠

依制研末，炼白蜜丸如桐子大，用朱砂五钱研末为衣、晾干。每早以米汤送下三钱。忌食萝卜、芸薹、诸血、生蒜。

此方与黄芪桂枝五物汤相表里。黄芪桂枝五物汤补气以治风，所重在肝。肝为风脏，风者，天地之噫气也。气和即风和，鼓舞动荡，无有不周，即孟子所谓“塞乎天地之间”是也。此方补肾，亦是养肝，肝属木，为东方之生气也。《庄子》云：野马也，尘埃也，生物之息以相吹也。然而木生于水，乙癸同源，所重尤在于肾。《内经》云：肾藏志。又云：肾者，作强之官。夫曰作强，则为刚大浩然之根本，即孟子所谓“夫志，气之帅”是也。圣贤言包万有，虽《养气章》主学问而言，而尊生之道亦在其中。自汉医后，无一人谈及，鲜不以念祖之论为创，其实有所本而言。

方中熟地补先天肾水，白术补后天脾土。然欲补肾，必先聚精，故取枸杞涵精气之完足，以佐熟地所不及；欲补脾，必先厚土，故取山药具土气之冲和，以佐白术所不及。而为脾肾之总根者，则在命门。命门之外为两肾，坎外之偶也。两肾之中为命门，坎中之奇也。方中附子入命门血分，肉桂入命门气分，二药温养水脏，为生生之本，即邵康节先生所谓“地下有雷声，春光弥宇宙”是也。又合生脉散人参、五味子、麦冬之酸甘化阴，俾辛热之阳药不僭，再加鹿茸，为血气所长，较无情之草木倍灵。外以朱砂为衣者，取其色赤入心。《内经》云：心藏神，肾藏志。朱子《论语》注云：心之所之谓之志。是也。各家之说不足凭，而《内经》为《三坟》之一，证之圣经贤训，字字相符，医与儒原非二道也。

痨　症

前人分别名色最多，其实铺张语，临证之际，反启人多歧之惑。大抵外感内伤、七情过用，皆能致之。其症倦怠，少食，或常畏寒，或常发热，或寒热往来，气色日见憔悴，肌肉日见消瘦，即将入痨症之门。若咳嗽不已，吐血时止时来，是既成痨症，法在不治。二症另立一门，宜参看。

凡脉极大，极小，极虚，皆痨也。但渐缓，则渐渐有生意；若渐数，则渐入死门；若数而兼紧弦，十不救一；左右关俱弦，死期不远。

昔人谓此症服寒凉之药必死，愚以为不尽然，火盛抽薪，正不可无权宜之计，火平即舍去，亦何害哉？且寒凉之药不可久服，人人俱知也。惟滋阴降火及不凉不温之品，最足误人。余每遇痨病之家，未诊时，见其案上有《薛氏医案》、《景岳全书》、《医方集解》、《本草备要》等书，日以麦门冬代茶，则不复与诊，知其中于药魔，定其必死也。余素不喜寒凉，姑以寒凉方之不可弃者首列之。

肺痿声嘶，喉痹，咳血，烦躁，宜滋肾丸；小便癃闭者亦宜之。

血热妄行，脉洪大，身壮热，或吐血，或衄血，宜四生丸。

吐血，便血，妇人血崩，血淋，及伤寒斑黄未已而吐血者，宜犀角地黄汤。

骨蒸发热，日静夜剧，及妇人热入血室，胎前发热者，宜地骨皮散。

午后发热，盗汗不止者，宜当归六黄汤。

吐血、衄血盈盆盈斗者，忌骤用苦寒及辛温之药，急用后方，服后熟睡，勿触其醒，则血可重生，一夜复元，宜独参汤。

胃中湿热，身黄溺赤，口疮，牙床糜烂，吐血，衄血，宜甘露饮。

感秋燥之气，咳嗽不已，宜泻白散。

感秋燥之气，洒淅恶寒，寒已发热，渐至咳嗽，误以参术补之，致肺中之热无处可宣，急奔大肠，食入则不待运化而出，食不入而肠中之垢亦随气奔出，泻痢不休，宜以润肺之药，兼润其肠，则源流俱清，寒热、咳嗽、泄利，一剂俱止。此喻嘉言得意之法也。宜泻白散去粳米，加黄芩、阿胶、杏仁。

梦遗失精，及梦与鬼交，宜封髓丹。

午后发热，腰痛足酸，服六味丸不效者，宜大补阴丸。

痰气上逆，烦热呕吐，若惊悸不眠，宜温胆汤加真阿胶、枣仁。

诸气膹郁之属于肺者，属于肺之燥也；诸痿喘呕之属于上者，亦属于肺之燥也，宜清燥救肺汤。

以上诸方，虽曰寒凉，却能培养生气，为痨门不可少之方；亦是权宜暂用，为痨门不可恃之方。

痨字从火，未有痨症而不发热者。世医以苦寒为戒，谓滋阴一法最为妥当，而不知此症多是阴盛为病，滋阴是益其病也。人皆曰：阴虚则火动。吾独曰：阴盛则火动。何以言之？心肺在上，阳之位也，胸中之阳宣布，如日月一出，爝火无光，何有发热之病？惟下焦之阴气一盛，上干阳位，足太阴脾之湿气动，而为水饮，干于手太阴肺，则咳嗽不已；足少阴肾之寒气动，而为阴血，干于手少阴心，则吐血不休。虚痨以此二症为提纲，非阴盛所致而何？且心肺之位，如太空也，下焦之阴气上冲，阴霾密布，白昼亦如长夜，不独灯烛之火有光，即腐草萤虫俱能生光，岂非阴盛火动之一证乎？况人身中有龙雷之火，非诸经之火可比，然必阴云四合，而龙雷方得遂其奔腾之势，而烈日当空，龙雷潜伏矣。以下诸方，皆退热之良法，学者须当细玩。

一仲景法，以小建中汤为主，方中桂枝、生姜宣胸中之阳，即所以除阴火也。后人识见不及古人，虑姜、桂之热，只用温补之品。东垣云：参、芪、甘草为泻火之良药。又云：甘温除大热。视古方虽低一格，犹有先民之矩矱[①]。

宣肺阳则天气清明，地气不能蒸湿而为云，而龙雷之火不作，为退热一大法。计八方：保元汤、补中益气汤、当归补血汤、四君子汤、六君子汤、五味异功散、香砂六君子汤、归脾汤。以上八方，皆手足太阴之药，补虚退热、进食除痰、止血极验。惟咳嗽一症，多由饮邪，方中人参，其味甘苦属阴，其质柔润多液助湿，非饮症所宜，故仲景于咳嗽症去人参，加干姜、五味，或再加细辛，三味为主，寒热燥湿之药随宜加入，其法最妙，不可不知。如肺燥、肺热，人参又为要药。

---

① 矱（yuè）：犹规矩、法度。

宣心阳则离光普照，爝火无光，又为退热一大法，计十方：附子理中汤、近效术附汤、人参养荣汤、圣愈汤、正元丹、二加龙骨汤、黑锡丹、术附汤、芪附汤、参附汤。以上十方，皆手足少阴之药，治验同前，更有益精气、扶元气、补火以致水之妙。但吐血症以理中汤照古法等分煎服神妙，或照《仁斋直指》加木香、当归亦妙。所以妙者，血得暖则循行经络，干姜与甘草并用之功也。或用炙草四钱，干姜炮黑二钱，五味子二钱煎服，亦妙。

引火归源用八味丸，自薛立斋、张景岳以后，皆奉为枕中之秘。其实，治标之法不可常服。余每见久服滋阴之剂，发热日甚，后医翻前医之案，谓热药固不可用，而以地黄滋阴之品，倍用以制其毒，则能引火归源，其热自退，投以八味地黄汤等，初服一二剂如神；再服一二剂，不甚见效；再服三四剂，前症大作，其热如焚。病家或疑桂附之误而更医，或信任不疑而归咎于附子之制法不佳，与肉桂之产非道地，视二药如酖，遂以滋阴者枉其归阴。所以然之故，千古无一人悟及，余请一一明之：盖阴气居于阳位，邪火因而窃动，忽得桂附扶胸中之阳，则邪火自然退听而不敢动，故初服而效；至三四服而不效者，习以为常也；至五六服而发热更甚者，桂附阳药之少，不敌地黄一派阴药之多也。或曰：数方中阴药数倍于阳药，阳药固掣肘而不尽其量，宜其不效，何以前效而后不效欤？余曰：此问正不可少，个中机关必须识破，然后可以得病情。凡阴药性柔而行缓，缓则相续而不绝；阳药性刚而行急，急则迅发而无余也。胃如分金之炉，一柔缓而逡巡不进，一刚急而捷足先登。入咽之后，但见桂附之扶阳，若忘地黄之滋阴，故初服而效；至于再服，桂附虽烈，无如前日之地黄等缓药行未了，又得新入之地黄以助之，势可相敌，故三四服不甚见效；乃服至五六剂而大发者奈何？盖以每日所服之桂附，如火一发而无余，而同剂中之地黄等药，如水之渐注不骤，日积日多，些少之桂附安能与之为敌？宜其服之增热也。天地间两可之见最为误事，不可不知。

痨症愈后，不可无调养之法，丸剂优于汤药，宜六味地黄丸、天王补心丹、龟鹿二仙膏、还少丹、全鹿丸、八味地黄丸、加味虎潜丸。

附录：《慎柔五书》

凡久病服寒凉，克伐过多，以致三阳气衰、痰凝气滞，以调元之剂治之，阳气一动，则少阳先升，少阳欲先出，前有太阳，后有阳明，遏截不能伸。少阳之气至太阳，太阳与之并则寒，与阳明并则热，遂成寒热疟状，非真疟也。其太阳气达，遂有伤风之状，鼻塞，恶风寒之症见矣；阳明气达，则有作泻之症。此时正当调脾补元，分头施治，则旧病尽脱矣。

损病六脉俱数，声哑，口中生疮，昼夜发热无间，经云：数则脾气虚，此真阴虚也。用四君加黄芪、山药、莲肉、白芍、五味子、麦冬，煎去头煎不用，止服第二三煎，此为养脾阴秘法也。服十余日，发热渐退，口疮渐好，方用丸剂，如参苓白术散，亦去头煎，晒干为末，陈米锅焦打糊为丸，如绿豆大，每日服三钱，或上午一钱，百沸汤下。盖煎去头煎则燥气尽，遂成甘淡之味，淡养胃气，微甘养脾阴，师师相授之语，毋轻忽焉。

愚按：煎去头煎不用，黄履素（讳承昊）《折肱漫录》亦云神妙秘法。

又按：以淡补脾之说，余一时亦不能会悟。后得徐灵胎书，谓五味各有所属，味甘属土，然土实无味也。故《洪范》论五行之味：润下作咸，炎上作苦，曲直作酸，从革作辛。皆即其物言之。惟于土则曰：稼穑作甘。不指土而指土之所生者，可知土本无味也。无味即为淡，淡者，五味之所从出，即土之正味也。故味之淡者皆属于土，如茯苓、山药、石斛之类是也。五脏皆受气于脾，故脾为五脏之本；五味皆托始于淡，故淡为五味之本。慎柔、黄履素煎去头煎，取无味之味以补脾，诚秘法也。

卷　二

肿　症

肿者，皮肤肿大也。胀者，心腹胀满也。臌者，心腹痞满，而四肢瘦小，昔人谓之蛊胀；或心腹胀满，外实中空，其象如鼓，昔人谓之臌胀。兹分为三门。

肿症，从来有气肿、水肿之辨。《内经》以按之窅[1]而不起者为气，即起者为水，后医多反其说。然气滞水亦滞，水行气亦行，正不必分。总以不起为肿甚，即起为肿轻。肾囊及茎中肿大，多死。

脉本沉，若浮而弦，宜发汗；若浮而鼓指有力，宜越婢汤；若浮在皮外，多死；若沉而紧，宜麻黄、细辛、附子之类；若沉而缓，易愈；若沉而微细，宜温补。

初起面上微肿，两目下如卧蚕，更肿些，一身觉重滞，微喘，小便不利，即肿症之渐，宜香苏饮加杏仁、防风各三钱。

如皮肤肿大，气喘，小便不利，宜五皮饮。上肿

---

① 窅（yǎo）：深陷。

宜发汗，加苏叶、防风、杏仁各三钱；下肿宜利水，加猪苓、防己各二钱，木通一钱；小水多，为阴水，加附子、干姜各二钱，白术三钱，川椒、木香各一钱；小便不利，为阳水，加防己、猪苓、知母各二钱。凡脉虚人羸，宜加白术、人参、肉桂、附子；脉实人健，加莱菔子、枳壳各二钱。凡畏风之甚，宜加生黄芪三四钱，或再加附子二钱。

如小便点滴俱无，气喘，口不渴，宜滋肾丸。

如前药不效，宜用济生肾气丸，药料作汤服，或前症愈后，亦以此丸服一月收功。

如服利水之药而小便愈少者，宜补中益气汤，首煎照常服，二煎服后，以手指探吐。

愚按：水肿病浅者，照上法治之愈矣；深者，必遵《金匮》五水而治之。余著有《金匮浅注》，颇有发明。风水由于外邪，法宜发汗。皮水者，外邪已去经而入皮，故不恶风；病在皮间，故内不胀而外如鼓；皮病不涉于内，故口不渴，然水在于皮，亦必从汗以泄之也。石水病在脐下，阴邪多沉于下，法用麻黄附子甘草汤，重在附子以破阴也。黄汗者，外邪伤心，郁热成黄，胸满，四肢、头面俱肿，病在于上，法用桂枝汤加黄芪，啜热粥以取微汗，重在桂枝以化气，尤赖啜粥取汗，以发内外交郁之邪也。唯正水一症，正《内经》所谓三阴结谓之水症。结则脉沉，水属阴则脉迟，三阴结则下焦阴气不复与胸中之阳相调，水气格阳则为喘，其目窠如蚕，一身尽肿。可知《金匮》之论甚精，徐忠可之注甚妙，试节录之。《金匮》云：寸口脉浮而迟，浮脉则热，迟脉则潜，热潜相搏，名曰沉。趺阳脉浮而数，浮脉即热，数脉即止，热止相搏，名曰伏。沉伏相搏，名曰水。沉则脉络虚，伏则小便难，虚难相搏，水走皮肤，即为水矣。徐忠可注云：此段论正水之由也。谓人身中健运不息，所以成云行雨施之用，故人之汗，以天地之雨名之；人之气，以天地之疾风名之。寸口脉主上，犹之天道必下济而光明，故曰阴生于阳；趺阳脉主下，犹之地轴必上出而旋运，故曰卫气起于下焦。今寸口脉浮而迟，浮主热，乃又见迟，迟者，元气潜于下也。既见热脉，又见潜脉，是热为虚热，而潜为真潜，故曰热潜相搏名曰沉，言其所下济之元气沉而不复举也。今趺阳脉浮而数，浮主热，乃又见数，数者，卫气止于下也。既见热脉，又见止脉，是于客气为热，而真气为止，故曰热止相搏，名曰伏，言其宜上出之卫气伏而不能升也。从上而下者，不返而终沉；从下而上者，停止而久伏，则旋运之气几乎熄矣。熄则阴水乘之，故曰沉伏相搏名曰水。见非止客水也。又恐人之不明乎沉伏之义，故又曰：络脉者，阴精阳气所往来也，寸口阳气沉而在下，则络脉虚。小便者，水道之所从出也，趺阳真气止而在下，气有余即是火，火热甚则小便难。于是上不能运其水，下不能出其水，又焉能禁水之胡行乱走耶？故曰虚难相搏，水走皮肤，即为水矣。水者，即身中之阴气，合水饮而横溢也。沉伏二义，俱于浮脉见之，非真明天地升降阴阳之道者，其能道只字耶？此仲景所以为万世师也。徐忠可此注，妙不可言，独惜仲景不立方，忠可又不补出应用何方，致世之患此者，或死于庸医之舟车丸、神佑丸、疏凿饮子等方，或死于明医之实脾饮、济生肾气丸、补中益气汤、导水茯苓汤等方，以挺与刃。余不忍坐视而不救，故拟方于后：

消水圣愈汤　治水第一方。然必两手脉浮而迟，足趺阳脉浮而数，诊法丝毫不错，一服即验，五服全愈，否则，不可轻用。此秘方也，大道无私，方不宜秘，然黄帝有兰台之藏，长桑有无泄之戒者，一恐轻试之误，一恐泄天地之机也。余出此方，以俟一隅之反，非谓一方可以统治斯病也。

天雄一钱，制　牡桂二钱，去皮　细辛一钱　麻黄一钱五分　甘草一钱，炙　生姜二钱　大枣二枚　知母三钱，去皮　水二杯半，先煎麻黄，吹去沫，次入诸药，煮八分服，日夜作三服，当汗出如虫行皮中即愈。水盛者，加防己二钱。

天雄补上焦之阳，而下行入肾，犹天道下济而光明，而又恐下济之气潜而不返，故取细辛之一茎直上者以举之。牡桂暖下焦之水，而上通于心，犹地轴之上出而旋运，而又恐其上出之气止而不上，故取麻黄之走而不守者以鼓之。人身小天地，惟健运不息，所以有云行雨施之用，若潜而不返，则气不外濡而络脉虚，故用姜、枣、甘草化气生液，以补络脉。若止而不上，则气聚为火而小便难，故以知母滋阴化阳，以通小便。且知母治肿，出之《神农本草经》，而《金匮》治历节风脚肿如脱，与麻黄、附子并用，可以比例而明也。此方即仲景桂甘姜枣麻辛附子汤①加知母一味，主治迥殊，可知经方之变化如龙也。

野老某，年八旬有奇，传予奇方，用生金樱根去粗皮一两半，吴风草三钱，香菌极小团结者七枚，水煎服。一服小便即通而肿愈。余细绎此方极妙：麻黄大发汗，而根又能止汗；橘肉生痰壅气，而皮又能化痰顺气；蚕因风而致僵，反能驱风如神，此大开大合之道。金樱子之大涩小便，即可悟其根之大通小便矣；吴风草原名鹿衔草，能除湿热，故《素问》与泽泻、白术同用，以治酒风。更妙是小香菌一味，此物本湿热所化，用之于除湿祛热队中，同气相感，引药力至于病所，而诸药之性一发，则湿热无余地以自藏，俱从小便而下矣。此必异人所授遗下，所谓礼失而求诸

① 桂甘姜枣麻辛附子汤：即桂枝去芍药加麻黄细辛附子汤。

野也。惜余未试。

胀　症

此症与肿症相因者，宜以治肿之法治之。或内胀而外不肿者，治法稍异。

心腹胀满甚者，宜平胃散为主。气郁，加麦芽、香附各二钱；伤食者，加莱菔子、山楂、干姜；伤酒，加干葛三钱，砂仁一钱；痰多，加茯苓三四钱；多呕，加半夏、生姜各三钱；胸上脉不横通而胀，加木通、茜草、麦冬、瓜蒌、贝母；浊气在上，加柴胡、半夏、桔梗；心下痞满，加黄连、黄芩各一钱，干姜八分；腹痛，加生白芍三钱；腹痛因大便不通者，再加大黄二钱；小便不通，合五苓散；若贴脐左右上下胀者，胀必兼痛，为冲脉逆而不舒，去苍术，加红花、归、芍、柴、桂治之；若季胁两旁兼小腹胀痛者，乃厥阴内不交于少阴，外不合于少阳，加柴胡、人参、半夏、桂枝、当归治之。

腹胀喜按者，宜后四方：附子理中汤、虚寒。补中益气汤、脾土失职，地气不升。六君子汤加干姜、脾虚痰多腹胀。香砂六君子汤。

愚按：以上诸法，治而不应者，必以膀胱为主。喻嘉言云：人身胸中空旷如太虚，地气上而为云，必天气降而为雨，地气始收藏不动。诚会上焦如雾、中焦如沤、下焦如渎之意，则云行雨施，而后沟渎皆盈，水道通决，乾坤有一番新景象。此义首重膀胱一经。经云：膀胱者，州都之官，津液藏焉，气化则能出矣。如人之饮酒无算而不醉者，皆膀胱之气化而出也。膻中位于膈内，膀胱位于腹中，膀胱之气化，则空洞善容，而膻中之气得以下运。若膀胱不化，则腹已先胀，膻中之气安能下达耶？然欲膀胱之气化，其权在于葆肾，肾以膀胱为腑者也。肾气动，必先注于膀胱，屡动不已，膀胱胀满，势必连于胸膈，其窒塞之状，不可名言。肾气不动，则收藏愈固，膀胱得以清净无为，而膻中之气注之不盈矣。膻中之气下走既捷，则不为牵引所乱，而胸中旷若太空矣。此论可为胸腹满及痰饮症之金针。

臌　症

臌症多是气虚中满，误服枳、朴宽胀之药所致，属实者少，属虚者多。

臌症属实者，其来必暴。有气、血、食饮、寒、热、虫之别，辨证详于心腹九种之中。惟饮，气，两胁痛，有水气，或呕清水，宜后三方，酌其虚实，加减用之。备急丸、五积散、平胃散，加减照前。血臌，加川芎、桃仁；虫臌，去甘草，加黄连、榧子、干姜，或另服乌梅丸四十九日。

臌病属虚者，其来必渐。若气喘，水气盛者，宜黑锡丹。若腹大如箕，四肢消瘦，初因吐酸而起，后吞吐皆酸，宜附子理中丸加黄连。若单腹胀，初服劫夺之药少效，久用增胀，硬如铁石。昧者见之，方谓何物邪气若此之盛。自明者观之，不过为猛药所攻。即以此身之元气转与此身为难者，如驱良民为寇之比。喻嘉言治有三法：一曰培养，宜术附汤加干姜、陈皮；一曰招纳，宜补中益气汤加半夏；一曰攻散，宜桂甘姜枣麻辛附子汤、金匮枳术汤。三法分用互用，可以救十中之三、四。

术附汤[①]、补中益气汤[②]、桂甘姜枣麻辛附子汤、金匮枳术汤。俱出《金匮》，方载《医诀》。

外有血臌症，医书俱云是妇人之病，惟喻嘉言谓男子恒有之。面色萎黄，有蟹爪纹络，脉虽虚极，而步履如故，多怒善忘，口燥便秘，胸紧，胁胀，腹疼，迨胀之既成，腹大如箕，遂不可救。东南最多，所以然者，东海擅鱼盐之饶，鱼者甘美之味，多食令人热中；盐者咸苦之味，其性偏于走血。血为阴象，初与热合，不觉其病，日久月增，中焦冲和之气亦渐为热矣。气热则结，而血不流矣。于是气居血中，血裹气外，一似妇人受孕者然，至弥月时，腹如抱瓮矣。推

① 术附汤：方出《重订严氏济生方》。
② 补中益气汤：方出《脾胃论》。

而言之，凡五方之膏粱厚味、椒姜桂糈[①]，成热中者，皆其类也。治之之法，以六君子汤料加干姜、川芎、防己为末，以陈米、荷叶煎汤泛丸，每服三钱，日两服，夜一服，一月渐愈。此执中央以运四旁法也。

肿胀症以疏凿饮子、舟车丸为禁剂，济生肾气丸胀症亦须慎用。

噎膈　反胃

食不得入，昔医名噎。食虽入咽，即带痰涎吐出为膈。朝食暮吐，暮食朝吐，名翻胃。

丹溪主血液俱耗，噎为上槁，膈为下槁，以四物汤加甘蔗汁、芦根汁、牛乳之类为主。薛立斋谓怫郁伤肝，以逍遥散、左金丸、归脾汤、六君子汤之类，与六、八味丸间服。赵养葵充其说而归于治肾，以《内经》谓肾乃胃之关，关门不利，升降息矣。关即气交之中，天之枢也，故肾旺则胃阴充，胃阴充则能食，以大剂六味汤、八味汤为主。时贤高鼓峰、杨乘六宗其法而变通之，专取阳明，以六味汤去丹、泽、茯苓，加甘草、枸杞、生地、当归，总使一派甘润之药以养胃阴，胃阴上济则贲门宽展而饮食进，胃阴下达则幽门、阑门滋润而二便通，十余剂可愈。《人镜经》主

① 糈（xǔ）：粮食；古代祭神用的精米。

《内经》“三阳结谓之膈”一语，大变其法。以膈食之人，五七日不大便，陈物不去则新物不纳，以三一承气汤节次下之，后用芝麻饮啜之则愈。此数法皆从《金匮》大半夏汤中甘润蜜水得来，而却遗去仲景以半夏为主而降冲脉之逆，人参为辅而生既亡之液之义。学者必于此而得其悟机，而又审其寒热虚实而施治，则于噎膈之道，思过半矣。

至于食入反出，是中焦土寒，下焦火虚，以附子理中汤、香砂六君子汤加干姜、八味地黄丸间服多效。

若食不得入，必以黄连黄芩人参干姜汤为主，泻心汤亦妙。

瘀血在膈，饮热汤及食椒姜而呃者，宜加桃仁、红花之类。

吴茱萸汤，不论噎膈、反胃皆可用，惟以呕而胸满为的证，干呕，吐涎沫，头痛亦为的证。

脉浮缓而滑、沉缓而长皆可治，弦涩短小为难医。

治噎膈奇方

牛犬二灰散：不拘黄牛、水牛，但遇有狗放屎于牛屎上，连二屎共取和匀，候干封固。每用煅灰存性三钱，以好苦酒调服，后用真云南棋子一枚，男以白的，女以黑的，捣研极细，仍用苦酒炖浓服之。

甘蔗饮：取甘蔗去皮切钱，磁碗盛白米些少，以水润透米，将蔗钱放米内，仍用磁碗盖定，慢火蒸熟成饭。先取蔗钱与本人，徐徐咀咽蔗汁，漫开喉咙，即食此饭，为开膈之第一方，即审症议药。二灰散不易得，先用此法，即以黑白棋子继之，再审症用药，以收全功。

膈症汤饮不入口，针合谷穴亦可开通。

治翻胃奇方

斗门方用附子一个最大者，按：近日附子宜以开水俟温和，入附子，泡去盐，一日二换汤，泡三日取晒。坐于砖上，四面著火，渐逼碎，入生姜自然汁中；又依前火逼干，复淬之，约生姜汁尽半碗许[1]，捣罗为末，用粟米饮下一钱，不过三服瘥。

续论

噎膈症古今方法最繁，遵之亦不甚验。以上论治，未免太简，恐初学者领悟不来，正欲续论以畅其旨，适友人自安徽来，遗予以张心在《附经》一书，检阅之下，深喜其读书有得，可与共学适道也。虽识荆俟诸异日，而数千里神交，不啻同堂时晤对，请即以《附经》之原文，演为问答，未知心在以为然否？

问曰：噎膈初起，有食入打呛而因不能下咽者，肺气上逆，会厌不及蔽，而气喉为之病，当用何药？

---

① 许：原作"计"，据上海图书集成本改。

余曰：治以枇杷叶、百合、天门冬、半夏、阿胶、甘草，令治节行，则逆者顺矣。然必佐以干姜之开，五味子之合，细辛之拨动神机，令咽喉二窍得顺其出入之常，遂无呛逆之患，非熟于仲景书者不悟也。

问曰：有食下如刀劙[1]草勒，胸痛畏食者，胃之上口内肿，而食管为之不利，当用何药？余曰：金银花煮膏，以米饮调下常服，或白水牛喉熔干研末佐之。以金银花能止痛消肿，且味甘而质润，可滋胃脘之阴；性寒而气香，又除郁热之闭也。

问曰：每食必以饮送下者，胃中之气不上吸，故食不能自下，若非饮送即见阻滞，应用何药？余曰：胃气不能上吸，非人参之助胃不可；得食阻滞，非甘澜水和白蜜之润下不可。且其阻滞者，冲脉之为病，非半夏不能降冲脉之逆，仲景大半夏汤甚妙。

问曰：有将食时必饮酒而后能食者，胃气郁塞不开，得酒之慓悍而始通，应用何药？余曰：宜平胃散料加香附、麦芽、半夏、干姜、白豆蔻、沙参、川芎，入羊肚内，蒸熟晒干，又易羊肚，如前法三次，去羊肚为末，以陈米汤送下三钱，日二服。以辛药开结，以香药醒脾，而制法之妙，化其霸气，方不伤其阴气。经云：阴者中之守也。此方颇为合度。

问曰：有肝逆胆横，小络相扼，两胁时痛，食入

① 劙（lí）：割，划破。

不犯肝胆之络则下；犯其小络，则土受木制，不能纳谷而因吐者，病由木郁，而土因之亦郁，应用何药？余曰：宜用小柴胡汤，遵原定分数，折为小剂。柴胡四钱，半夏（汤洗七次，不可用矾煮）、黄芩、人参、炙甘草、生姜各一钱五分，大枣二个，水煎。加紫苏旁小梗整用、生竹茹各二钱，橘皮内筋膜、当归须各一钱，补虚清火、解郁通络，配合得法，则各药相得而益彰，自不同他方之泛泛也。

问曰：有胃火自盛，食入则吐逆不已者，应用何药？余曰：食物不得入咽，是火阻于上，宜用黄连、黄芩之大寒以泻之，大苦以降之，更用人参以助胃，俾胃喜于纳食，而急迎之入内。然必用干姜大辛大热，冲开其关，方无拒格之患，四味等分煎服，仲景得意之方也。如食既入咽，随即吐出，是胃素有热，一得食物，为两热相冲，不能停留而即出，宜大黄四钱，甘草二钱，为釜下抽薪之法。此与黄连黄芩干姜人参汤均是苦寒之剂，而毫厘有千里之差，况寒热之相反乎？

问曰：有朝食暮吐，完谷不化，必倾囊倒箧[1]，尽净无存而后快者，则食久反出，无火之谓也，应用何药？余曰：此症用温补法，人人共知，每服之而不效者有故，当辨其为中焦无火与下焦无火。中焦无火

① 箧（qiè）：小箱子。

有二：在阳明则胸满，宜吴茱萸汤；在太阴则腹满，宜理中丸。又恐此丸之过甘，则甘草不妨减半；恐其功之过缓，不妨加入荜茇、附子、吴茱萸、半夏、茯苓之类，勿泥定成法也。下焦无火亦有二：在厥阴则吐食而兼酸腐，亦宜吴茱萸汤，又以川椒、干姜、肉桂、吴茱萸、附子、当归、川楝子、人参、沙参研末，枣汤泛丸，米饮送下三钱，一日二服；在少阴则吐食而兼水液，宜真武汤倍生姜，或以斗门方峻补之，愈后宜肾气丸倍桂、附以收功。

又问：以上诸症，未至于槁，皆足以至槁，至口吐白沫，便如羊屎，津液枯竭，营卫不行，五脏不通，则食全不入，而病不可为矣。未知先生尚有法可以救之否？余曰：津液即是真水，水由气化，亦由火致。推其所以枯竭之故，非气虚不能化之，即火虚不能致之也。今人不明其理，以滋润甘凉为生津养液，实所以涸津液之源而速其死。仲景云：干呕吐涎沫，吴茱萸汤主之。虽非为噎膈症立论，而圣言无所不包。少阳证火逆于上，其呕有声而不吐谷，名为干呕；若不吐谷而但吐涎沫，名为干呕吐涎沫。此症食全不入，无谷可吐，亦是干呕例。津液生于谷气，绝食则津液已枯，又吐出涎沫，则津液遂竭尽无余，所以不能下滋肠胃，粪如羊屎。惟吴茱萸一汤，大辛以开其格，大苦以镇其逆，大甘以培其中，且辛从甘以化阳，苦从甘以化阴，阴阳和而时雨降，顷刻间有万里沃泽之景象矣。况又佐以人参之大生津液，并以驯诸药之性，宜其为起死之灵丹也。至于停痰、瘀血阻塞胃口，致食入之路滞碍者，为有余之症。诸家之说，不无可采，勿庸修园之再赘也。

经[①]又有上气下虫之症，治以骡马尿而未愈者，似可以乌梅丸继之。言不尽意，亦视乎人之善悟而已。

痰　饮

水气上逆，得阳煎熬，则稠而成痰；得阴凝聚，则稀而为饮。皆以脾肾二经为主，以水归于肾，而受制于脾也。

《金匮》以痰饮、悬饮、溢饮、支饮分四饮，后人加留饮为五饮。不知留饮即痰饮也。唐宋以后，名色愈多，而治法愈乱。兹举数方，为扼要之法。

凡痰脉多应于滑，脉沉而弦者，主悬饮内痛。

痰饮诸方，以二陈汤为通剂，兹加减法仿《金匮》之意，故取效倍于诸家。久嗽气短，加桂枝一钱五分，白术二钱，此从水道以化气也，或与肾气丸互服；停饮胁痛，加白芥子一钱五分，前胡二钱；四肢肿，身体疼重，加生黄芪三钱，防己二钱；咳逆倚息，气短不得卧，加木防己三钱，桂枝、人参各一钱五分，水煎好，入芒硝八分服；心下有支饮，其人苦眩冒，加泽泻四钱，白

① 经：此指张心在《附经》。

术二钱；咳嗽不已，加干姜、细辛、五味子。以上俱仿《金匮》意加减。火痰，加海蛤粉、瓜蒌仁、黄芩、海石；寒痰，加干姜、附子；风痰，加制南星、天麻、竹沥、姜汁；燥痰，加天冬、玉竹、瓜蒌仁；湿痰，加白术、苍术；郁痰、加川芎、贝母、香附、连翘；虚痰，加人参、白术；实痰，加旋覆花、枳实；食痰，加莱菔子。

实热老痰，变出怪症，不可名状，宜礞石滚痰丸。

中脘留伏痰饮，臂痛难举，手足不得转移，宜指迷茯苓丸。

按：痰饮之病最多，胸胁疼，呕逆，神识不清及手足臂痛皆是。大抵痰为阳邪，随气所到，其症变幻无常。凡苦、辛、酸、咸及竹沥、姜汁、童便、皂角、芒硝之类，随症可加入。亦有虚者，宜六君子汤、桂苓甘术汤、肾气丸、真武汤、小半夏倍加茯苓汤等，以扶元气。饮为阴邪，惟停于心下、胁下，为胀，为咳，为悸，为眩冒，及溢于皮肤而为肿，必以桂、苓、术、附加生姜汁之类，使离照当空，而群阴方能退避。若以地黄、麦冬、五味子附和其阴，则阴霾冲逆肆空，饮邪滔天莫救矣。

咳　嗽

咳嗽症，方书最繁，反启人多疑之惑，其实不外虚实二证。实者，外感风寒而发；虚者，内伤精气而生也。总不离乎水饮。《金匮》以小青龙汤加减五方，大有意义。小柴胡汤自注云：咳嗽去人参，加干姜、五味子。人多顺口读过，余于此悟透全书之旨，而得治咳嗽之秘钥，因集隘未详，大为恨事。向著有《金匮浅注》等十种，言之不厌于复，业斯道者，请鉴予之苦心焉。

实证方

外感风寒，内挟水饮，必咳嗽不已，兼见头痛，发热，恶寒等症。若外感重者，宜香苏饮加杏仁、防风各二钱，半夏、干姜各一钱五分，五味子捣扁、细辛各八分，水煎服，温覆取微汗。外感轻者，宜二陈汤加细辛、干姜、五味子、杏仁、前胡。若二症面目浮肿，俱加桑白皮三钱，葶苈子八分微炒，研末，调服。

外感风寒，咳嗽颇久，每呛，两胁牵痛，发热者，或寒热往来者，宜逍遥散倍柴胡，加半夏、干姜各一钱半，五味子一钱。

夏月伤暑咳嗽，自汗，口渴，小便赤短，宜六一散滑石六钱，甘草一钱，加干姜、细辛、五味子各一钱，水煎服。

秋间伤秋金燥气，皮毛洒淅，恶寒已发热，渐生咳嗽，咳嗽不已，渐至泻利，宜泻白散，二剂合为一剂，去粳米，加黄芩、阿胶各一钱五分，干姜一钱，五味子、细辛各五分。水煎服。此方加减，庸医必骇其杂，能读孙真人书者，方知从五味子汤、麦门冬汤二方得来也。

以上咳嗽治之失法，多至吐血痨伤。

虚证方

劳伤之人，土气日虚，不能生金，每至咳嗽，惟补其中土，则百病俱愈，宜六君子汤加干姜一钱五分，五味子、细辛各八分，水煎服。方中虽有人参，久咳肺燥之人不忌也。

久嗽不已，时见喘促者，是肺肾俱虚，天水不交之症，宜附子理中汤加茯苓四钱，细辛、五味子各八分，阿胶、天门冬各三钱。

咳嗽虽为肺病，其标在肺，其本在肾。肾具水火，水虚者滋之，宜猪苓汤，服四五剂后，即服六味地黄丸加蛤蚧、麦冬、五味子；火虚者温之，宜真武汤，去生姜加干姜、细辛、五味子，四五剂后，即服桂附地黄丸。数方俱以利水为主，若读张景岳书辈，必谓补肾不可利水。《求正录》中有实漏卮之喻，而不知咳嗽必挟饮邪，标在肺而本在肾，天不连地而连水也。今于水道一利，则上干之水饮亦必下行，源流俱清，咳嗽自愈。经云：上焦如雾，中焦如沤，下焦如渎。但得三焦气化，水道通决，则云行雨施，乾坤有一番新景象矣。

经云：肺恶寒。又云：形寒饮冷则伤肺。仲景不用人参，以参之性微寒也。然此为新病而言，若久嗽之人，肺必干燥，且以多咳而牵引诸火而刑金，人参又为要药。如病在金脏者，宜清燥救肺汤；如病在水脏者，宜琼玉膏。

实证不可妄用虚证诸方，恐留邪为患也。而虚证定不可废实证诸方，以咳嗽必有所以致之者，溯其得病之由而治之，即治本之法也。

喘　促

喘者，气上冲而不得倚息也，有内、外、实、虚四证，宜与痰饮、咳嗽参看。外则不离乎风寒，内则不离乎水饮，实则为肺胀，虚则为肾虚，宜分别治之。

脉宜浮滑，忌短涩。

外感风寒及伤暑、伤燥方治，详于咳嗽门，不赘。

水饮之病，小青龙汤为第一方。若支饮内痛，亦可暂用十枣汤。如因支饮满而气闭，气闭则呼吸不能自如，宜用葶苈大枣泻肺汤，今人畏不敢用，多致因循误事。

咳而上气为肺胀，其人喘，目如脱，脉浮大者，用麻黄三钱，生石膏四钱，半夏二钱，甘草一钱，生姜一钱五分，大枣二枚，水二杯半，先煮麻黄去沫，入诸药，煮八分服，日二服，即愈，名越婢加半夏汤。

或咳嗽甚而烦躁者，小青龙加生石膏四钱。

肾虚气喘，方治详于咳嗽门，不赘。

黑锡丹为气喘必用之药，宜预制之以备急。

喘症起于七情气逆者，宜四磨饮；起于痰喘胀满者，宜苏子降气汤。二方为喘症之良方。

《圣济总录》云：枸杞汤治气短，方用枸杞四钱，姜、枣、水煎服。又云：紫苏汤治卒气短，方用紫苏四钱，陈皮一钱，枣二枚，水、酒各半煎服。按：二方同治气短，何以彼此悬殊？而不知一治肺，一治肾也。肺主出气，皮毛为肺之合，风寒客于皮毛则肺之窍道闭，窍道闭则出气不利而短，故用紫苏、陈皮之辛以开之。书中“卒”字一字，大有意义。肾主纳气，肾虚则吸气不能归根而短，故用枸杞之补肾精以填之，与八味地黄丸同意，但任专则效速，所以舍彼而用此也。

过服辛燥等药，喘促愈盛者，可用贞元饮。然为缓剂，若痰多喘甚者大忌之。

喘气，诸家之说最杂，近有张心在之论深合鄙意，余所以数千里而神交之也。心在云：喘气专在口也，鼻息出入，气未始不至于口，而专在口则喘矣。天气通于鼻，一呼一吸，吐故而纳新，果顺其常，则出心肺而入肝肾，脾居中而转运，此句最精，可以悟出绝妙治法。何喘之有？惟鼻失其职，或肺壅窍塞，不能上达，其气复返心脾，而出于口；或肺虚力弱，不能下引其气，止到心脾，而出于口，则喘作焉，皆肺之过也。至若气短症，鼻气有出无入，能呼而不能吸，则责在肝肾之绝，肺不任咎矣。

哮　症

《圣济总录》名呷嗽，咳而胸中多痰，结于喉间，偏与气相击，随其呼吸，呀呷有声，用射干丸。其方用射干、半夏、陈皮、百部、款冬花、细辛、干老姜、五味子、贝母、茯苓、郁李仁各一两，皂荚刮去皮子，炙五钱，共为末，蜜丸桐子大，空心以米饮下三十丸，一日两服。

脉喜浮滑，忌短涩代散。

愚按：哮喘之病，寒邪伏于肺俞，痰窠结于肺膜，内外相应，一遇风、寒、暑、湿、燥、火六气之伤即发，伤酒、伤食亦发，动怒、动气亦发，劳役、房劳亦发。一发则肺俞之寒气与肺膜之浊痰狼狈相依，窒塞关隘，不容呼吸，而呼吸正气转触其痰，鼾齁有声，非泛常之药所能治，故《圣济》用前方之峻。然体实者可用，若虚弱之人，宜用六君子汤料十两加贝母二两，共研末，以竹沥四两，生姜汁一两，和匀拌之，又拌又晒，以九次为度。每服三钱，开水送下。以竹沥、姜汁可以透窠囊也。然内之浊痰，荡涤虽为得法，又必于潜伏为援之处断其根株，须用各家秘传诸穴灸法。如畏灸者，宜于夏月三伏中，用张路玉外贴药末，余家传有哮喘断根神验药散其方载于《修园新按》，入麝五分，姜汁调，涂肺俞、膏肓、百劳等穴，涂后麻瞀疼痛，切勿便去，俟三炷香足方去之，十日后涂一次，如此三次，病根去矣。

哮喘辨症方治俱详痰饮、咳嗽、喘促三门，不赘。

心腹诸痛

心为君主之官，一痛手足青至节，不治。俗谓心痛者，乃心包络痛，或胃脘痛也。昔人分为九种，宜辨而治之。

一曰气痛，脉沉而涩，乃七情之气郁滞所致，宜七气汤微温、百合汤微凉。

一曰血痛，脉浮沉俱涩，其痛如刺，不可按扪，或寒热往来，大便黑，宜失笑散、三一承气汤。此方虽峻，而痛甚便闭拒按者，不得不用之，加桂枝、桃仁各三钱。

一曰痰痛，即饮痛，脉滑，咳嗽，痛连胁下，或游走无定，宜伤寒十枣汤。但此方近医胆识不及，不敢用，宜二陈汤、加白芥子一钱五分，皂角（炒紫）五分，瓜蒌三钱。滚痰丸。诸药不效，大便闭者，可暂用之。

一曰火痛，脉数而实，口渴面赤，身热便秘，其痛或作或止，宜金铃子散、丹参饮、百合汤；或用栀子炒熟四钱，良姜二钱，研末，名越桃散，温酒送下；

加味逍遥散送下左金丸二钱。

一曰冷痛，脉迟而微细，手足俱冷，其痛绵绵不休，宜附子理中汤加当归、肉桂、木通、吴茱萸。

一曰虚痛，即悸痛，脉虚细小或短涩，心下悸，喜按，得食少愈，二便清利，宜归脾汤加石菖蒲一钱，当归补血汤加肉桂一钱五分。

一曰注痛，入山林古庙古墓及感一切异气而痛，语言错乱，其脉乍大乍小，两手若出两人，宜平胃散加藿香一钱，木香一钱，调麝香七厘服。以香者天地之正气也，正能胜邪。

一曰虫痛，脉如平人，其痛忽来忽止，闻肥甘之味更痛，闻食而虫头上昂，按摩稍止，虫惊而暂伏，唇红，舌上有白花点，宜附子理中汤去甘草，加乌梅三枚，川椒、黄连各一钱五分，黄柏、肉桂、当归各一钱，水煎服。愈后，宜服乌梅丸。

一曰食痛，脉实而滑，嗳腐吞酸，恶食，腹胀，其痛或有一条扛起者，宜平胃散加麦芽、谷芽、山楂、半夏各二钱。胀甚者，再加莱菔子生研三钱，水煎服。如初病，食尚在膈中，服此汤后，即以手探吐之。如腹胀满拒按，大便不通，宜三一承气汤下之。

又按：以上九痛，流传已久，不可不知。而高士宗《医学真传》分各部用药，其法甚捷，今重订而节录于下：

当心之部位而痛，俗云心痛，非也，乃心包之络不能旁达于脉故也，宜香苏饮加当归四钱，玄胡索、木通各一钱，桂枝二钱，酒、水各半煎服。紫苏须用旁小梗，整条不切碎，更能通络。

心脉之上，则为胸膈。胸膈痛乃上焦失职，不能如雾之溉，则胸痹而痛，宜百合汤半剂，加瓜蒌皮、贝母各三钱，薤白八钱，白豆蔻一钱五分，水煎服。

胸膈之下，两乳中间，名曰膺胸。膺胸痛乃肝血内虚，气不充于期门，致冲任之血从膺胸而散则痛，宜丹参饮半剂，加当归五钱，白芍、金银花各三钱，红花、川续断各一钱，酒、水各半煎。

膺胸之下，则为中脘。中脘作痛，手不可近，乃内外不和，外则寒气凝于皮毛，内则垢浊停于中脘，当审其体之虚实而施治。莫若以灯当痛处爆十余点，则寒结去而内外通，便不痛矣。若爆后痛仍不止，实者宜五积散，虚者宜加味香苏饮：香苏饮加桂枝、芍药、当归各三钱，细辛、木通各一钱五分，吴茱萸二钱，水煎服。方中紫苏、生姜、细辛、桂枝以驱外之凝寒，吴茱萸、陈皮、木通以降内之浊垢，归、芍、香附、甘草和其气血，安其中外，颇合古法。若虚甚者，去紫苏，加黄芪三钱；汗多者，再加熟附子一钱五分。

中脘之下，当阳明胃土之间，《铜人图》：中脘下一寸名建里穴。时痛时止，乃中土虚而胃气不和。若服行血消泄之剂过多，便宜温补。但以手重按之，则痛稍平，此中土内虚，虚而且寒之明验也。宜香砂六君子汤加干姜二三钱；附子理中汤。

乳下两旁，胸骨尽处痛者，乃上下阴阳不和，少阳枢转不利也，伤寒病中多有此症。当助其枢转，和其气血，上下通调则愈矣。宜逍遥散倍柴胡，加生姜一钱五分。

大腹痛者，乃太阴脾土之部，痛在内而缓，中土虚寒也；宜理中汤倍人参。痛兼内外而急，脾络不通也。宜理中汤倍干姜。盖脾之大络，名曰大包，从经隧而外出于络脉，今脾络滞而不行，则内外皆痛。理中汤倍干姜服之不应者，再加肉桂一钱五分，木通一钱。“太阳篇”云：伤寒阳脉涩，阴脉弦，法当腹中急痛，先与小建中汤；不瘥者，与小柴胡汤。此先补益于内，而后枢转于外也。

脐旁左右痛者，乃冲脉病。冲脉当脐左右，若为寒气所凝，其冲脉之血不能上行外达，则当脐左右而痛。当用血分之药，使胞中之血通达肌表，若用气药无裨也。宜当归四逆加生姜、吴茱萸汤，水、酒各半煎服；或用四物汤去地黄加肉桂一钱，生黄芪、生姜各三钱，炙甘草、红花各一钱，水、酒煎服。

脐中痛不可忍，喜按者，肾气虚寒也。宜通脉四逆汤加白芍三钱；若脉沉实，口中热渴，腹满拒按，大便秘，是有燥屎，宜三一承气汤。

脐下痛者，乃少阴水脏、太阳水府不得阳热之气以施行，致阴寒凝结而痛。少阴水脏虚寒，用真武汤温之；太阳水府虚寒，用桂枝汤加熟附子、茯苓温之。按：士材《必读》云：脐上痛属脾，脐下痛属肝，当脐痛属肾。此臆说也，不可从。又脐下痛有火逼膀胱，小便不利而痛者，宜五苓散；亦有阴虚阳气不化，小便点滴俱无，胀痛者，宜通关丸；有燥屎者，辨法方治见上条。

小腹两旁，谓之少腹。少腹痛，乃厥阴肝脏之部，又为胞中之血海。盖胞中之水主于少阴，胞中之血主于厥阴也。痛者，厥阴肝气不合胞中之血而上行也。肝脏不虚者，当疏通以使之上；宜香苏饮加柴胡三钱，当归、白芍各二钱，生橘叶三片。肝脏虚者，当补益以助其下，宜乌梅丸。以米汤送下二钱，一日三服。盖厥阴不从标本，从中见少阳之气，使厥阴上合乎少阳，则不痛矣。

两旁季胁痛者，肝气虚也。当归四逆汤加阿胶，四君子汤去白术加当归、粳米与乌梅丸五服。两胁之上痛者，少阳之气不和也，宜小柴胡汤去枣，加牡蛎、青皮。时法用左金丸。

愚按：凡心腹诸痛，宜辨其内之胀与不胀，便之闭与不闭，脉之有力与无力，口中热，口中和，痛之久暂，以辨寒热、邪正、虚实。如痛而胀且闭者，厚朴三物汤攻里；兼发热者，厚朴七物汤，兼表里治之；腹痛连胁痛，脉弦紧，恶寒甚，大便秘者，大黄附子汤主之；若但胀而便不秘者，是实中之虚，宜厚朴生姜半夏甘草人参汤；腹痛甚而不可触近，呕吐者，大建中汤主之；雷鸣切痛，呕吐者，附子粳米汤主之；腹痛，下利而厥者，通脉四逆汤主之；腹痛，吐泻者，理中汤主之；若绕脐疼痛，名寒疝，腹中疠痛者，当归生姜羊肉汤主之，皆起死回生之法，时医不讲久矣。予著有《金匮浅注》十六卷，《医诀》三卷，辨之颇详，宜查对勿误。

痛　风

肢节走痛，《内经》谓之贼风，后人谓之痛风，又谓之白虎历节风，宜审其寒热而治之。

脉宜浮数，忌虚弱。

痛风脉浮紧，头痛，恶寒发热，为新受之邪，宜五积散。

治风先治血，血行风自灭。宜四物汤加生黄芪、防风、桂枝、秦艽、桑枝、红花、炙甘草主之。

痛风久不能愈，必大补气血，以为胜邪之本，切不可徒用风药，宜十全大补汤（诸药各一钱），加真桑寄生三钱为君，再加附子、防风、竹沥、生姜汁为佐使。

痛风久不愈，以痛久必入络也，诸方俱宜加入金银花、木通、红花、钩藤、刺蒺藜之类。

又痛久则郁，郁而为热，热则生痰，必加入制南星、半夏、瓜蒌根、黄柏、贝母、竹沥、姜汁之类。

又桑寄生、虎骨俱为要药，以桑为箕星之精，风从虎之义也。

久服辛热之药不效者，宜用玉竹、黑芝麻、直僵蚕、生芪、归须、菊花、蒺藜、阿胶、炙草之类，为柔润熄肝风法也。

痹

痹者闭也。风寒湿杂至，合而为痹，与痛风相似，但风则阳受之，痹则阴受之。虽《内经·痹论》有[①]“风气胜者为行痹，寒气胜者为痛痹，湿气胜者为着痹”之分，而深究其源，自当以寒与湿为主。盖以风为阳邪，寒与湿为阴邪，阴主闭，闭则郁滞而为痛，是痹不外寒与湿，而寒与湿亦必假风以为之帅，寒曰风寒，湿曰风湿，此三气杂合之说也。《内经·寿夭刚柔篇》曰：在阳者命曰风，在阴者命曰痹。以此分别，则两症自不混治矣。若胸痹及脏腑诸痹，又当别论。《医门法律》分别甚详，宜参阅之。

痹症之实者，宜五积散。

《金匮》治血痹，脉阴阳俱微，寸口关上微，尺中小紧，外症身体不仁，如风痹状，用黄芪桂枝五物汤：

① 有：原缺，据文意补入。

黄芪、芍药、桂枝各三钱，生姜六钱，大枣四枚，水煎服，一日三服。愚谓为痹症属虚者之总方。

腰　痛

《内经》云：太阳所至为腰痛。其痛为外感，宜五积散。

《内经》云：腰者肾之府，转移不能，肾将惫矣。其痛为肾虚，宜六味丸、治水虚，八味丸治火虚。二方俱加杜仲、牛膝、鹿茸、补骨脂之类。

瘀血作痛，其痛如刺，轻者以鹿角炒为末。酒调服三钱重。宜三一承气汤去枳、朴加桂枝、附子、桃仁各二钱。

督脉为病，脉尺寸中央俱浮，三[①]部俱沉。直上直下，宜鹿茸一两，肉桂一钱，水煎服。

带脉为病，关左右弹，主腰溶溶如坐水中，宜肾着汤。

白术一味补脾即所以驱湿，而补脾又所以输精及肾，且能利腰脐之死血。余遇腰痛症服药不愈者，每用一两，佐以牛膝三钱，淫羊藿五钱，以治水虚。《神农本草经》谓淫羊藿性寒，今人不明此理，佐以附子三钱，当归、肉桂各一钱五分，杜仲五钱，以治火虚，佐干姜二钱，以治寒湿；佐苡仁五钱，以治湿热，其效如神。

① “三”字原脱，据商务印书馆本补。

卷　三

血　症

吐血　咳血　咯血　鼻衄　齿衄　舌衄　大便血　小便血　血淋　血崩

经曰：中焦受气取汁变化而赤，是谓血。血之流溢，半随冲任而行于经络，半散于脉外而充肌腠皮毛。若外有所感，内有所伤，则血不循经，从上而涌则为吐血，咳血，咯血，鼻衄，齿衄，舌衄，从下而走则为大便血，溺血，妇人血崩，其源则一。或问：诸书皆分别五脏六腑之血而施治，兹何以笼统言之？余曰：五脏有血，六腑无血，观剖诸兽腹，心下夹脊包络中多血，肝内多血，心、脾、肺、肾中各有血，六腑无血。近时以吐血多者，谓吐胃血，皆耳食前医之误。凡吐五脏血必死。若吐，衄，崩下，皆是经络散行之血也。或问：既无分别，何《金匮》以泻心汤治心气不足为吐衄乎？曰：百病不离于五脏六腑，脏腑病以致血不循经，而为吐，衄，崩下，非吐，衄，崩下之血从脏腑中脱出也。“循经”之“经”字，作“常”字解，时医误解，谓归脾汤引血归脾，脾能统血，即是归经，害人无算。余再为之喝醒一语，曰：随者，仍其随之常；行者，仍其行之常；散者，仍其散之常；充者，仍其充之常。血循经常之道路，则无吐，衄，崩下之病矣。千古无一人谈及，余于高士宗引而不发处，细绎斯论，大为快事。

身热脉大者难治；身凉脉静者易治；若喘咳急而上气逆，脉见弦紧细数，有热，不得卧者，死。

外感吐血，先见头痛，恶寒，发热等症，必取微汗则愈，宜香苏饮加荆芥穗一钱，丹皮、白芍各一钱五分。

夏令、秋令感暑气、燥气而吐血，方治见咳嗽门，不赘。

《内经》云：不远热则热至，血溢、血泄之病生矣。凡人不避暑热，及过食煿①炙之物，以致血热妄行，宜四生丸。

瘀血而吐，必先胸痛，血色必紫，或黑而成块，脉必滞涩，宜四物汤加醋炒大黄、桃仁、丹皮、香附各一钱五分。如紫血尽，鲜血见，即用六君子汤加当归调之。出高鼓峰《心法》。

伤寒及温病，应发汗而不汗之，内热蓄血，及鼻衄，吐血不尽，内余瘀血，大便黑，面黄，宜犀角地黄汤。

---

① 煿（bó）：同“爆”。一种烹饪法，指将鱼肉放在油锅里炸。

高鼓峰心法于血症独精，其云除瘀血与伤寒外，其余俱属七情、饥饱、劳力等因，必见恶心，验证分明。一味固元汤主之，方用人参、炙芪、归身、甘草、煨姜、大枣、白芍，水煎服。血症最繁，以一方统治，胡念斋深服之。胡念斋云：补药可用，温药亦须急加，附、桂、炮姜随宜。

《仁斋直指》谓：阳虚阴必走，大吐大衄，外有寒凉之状，可用理中汤加南木香，或甘草干姜汤，其效更著。又有饮食伤胃，胃虚不能传化，其气上逆，亦能吐衄，亦宜上二方。

余用甘草干姜汤，其干姜炮黑，加五味子二钱甚效，从《慎柔五书》得来。

《内经》云：血气者，喜温而恶寒，寒则泣[①]而不流，温则消而去之。此数语为治血之要旨。所以，杨仁斋、高鼓峰方法神验。即张景岳用熟地一两，泽泻、附子、牛膝各一钱五分，肉桂一钱，炙甘草二钱，水煎服，名镇阴煎，方虽驳杂，而温药较多，亦能奏效。

《褚氏遗书》云：血虽阴类，运之者其阳和乎。“阳和”二字，指心肺而言也。心肺之阳宣布，如日月一出，爝火无光，凡诸般邪热之气俱除，血无所扰，则循行常道矣，“运之者”三字更妙，血不

① 泣（sè）：通“涩”。涩滞。

自运，必藉气以运之，既已运矣，则随冲任而行于经络，散于脉外，充于皮毛，有经常之道可行，何至妄行而为失血之症耶？诸家俱赞此二句之妙绝，未能发明其旨。甚矣，医道之难也！高鼓峰虽未能悟到此旨，而固元汤与之暗合。慎柔和尚以保元阳为主，慎柔方无肉桂，有煨姜三片，黑枣二枚。亦不过取黄芪补气以生血，而亦与此旨暗合。合之则效速，二公所以名噪一时也。余于此千虑一得，不敢自秘。

血症有不宜刚燥之剂者，或血虚烦渴，燥热，睡寤不宁，五心烦热，宜圣愈汤。

舌上出血如孔钻者，煎香薷汁服，外用槐花炒研掺，蒲黄炭亦可掺之。

齿龈血出，用生竹茹四两，醋浸一宿，含之。牙缝出血，以纸纴蘸干蟾酥少许，于出血处按之立止。满口齿血出，枸杞子为末，煎汤漱之，然后吞下，根亦可。

鼻衄，用生茅花或根一两，煎服。

以上症，或统用甘露饮、滋肾丸。

血淋，尿血，用苎麻根十枚，水煎服。又用海螵蛸、干地黄、赤茯苓各等分为末，每服三钱，以柏叶、车前子煎汤下。又用乱发烧灰，入麝香少许，用米醋、温汤调下，如痛不可忍，以藕汁、萝卜汁、白蜜调下。又房劳伤小便尿血，宜鹿角胶半两，没药另研，油头发绳各三钱，为末，茅根汁打面糊丸，桐子大，每服五十丸，盐汤下。

下血，先便后血为远血，用灶中黄土八钱，甘草、生地、白术、熟附子、阿胶、黄芩各一钱五分，水煎服，名黄土汤。下血，先血后便为近血，宜赤小豆三两，浸令出芽，晒。当归一两，共为末，以浆水服一钱五分，日三服，名赤小豆当归散。二方俱出《金匮》。大便下血不止，诸药不效者，宜济生乌梅丸。

皮肤血汗①，宜郁李仁去皮研二钱，以鹅梨汁调下。又用人中白焙干，入麝香少许，温酒调服，立效。又用六味地黄汤加五味子一钱，麦门冬、川续断各二钱。

诸窍出血，宜头发、败棕、陈莲蓬各等分，俱烧灰研，每服三钱，木香汤下。

妇人血崩，审其寒热虚实，照以上诸方择用。若脱血之顷，不省人事，大汗不止者，宜参附汤。贫者以当归补血汤加熟附子二三钱。

大吐，大衄，大崩之顷，血若稍止，急用独参汤服。服后听其熟睡，切勿惊醒，则阴血复生矣。

① 血汗：症名。又名红汗、汗血、肌衄。指汗出色淡红如血。

癫狂痫

癫者，痴呆之状，哭笑无时，语言无序，其人常静。狂者，骂詈不避亲疏，其人常动。痫者，忽然猝倒无知，口角流涎，手足抽掣，或作五畜声，数刻即愈，愈后即如平人，作止有间断，所以名痫也。皆痰火为病。而痫病多由胎中受惊，一触而发也。治宜调中，补北泻东南，不必过求奇险。

脉实者吉，沉细者凶。

前症属于实痰、实火者，宜滚痰丸。

肝火之为害，非泛常之药所可疗，时贤叶天士独得其秘，急用当归芦荟丸，每服三十丸，一日两三服，不可迟疑败事。

前症属虚者，宜磁朱丸、二加龙骨汤加铅丹二钱，再加阿胶三钱。此二方神妙，非可以思议及者。

前症既愈，即宜以和平之剂收功，宜朱砂安神丸。

消渴

口渴不止为上消，治以人参白虎汤；食入即饥为中消，治以调胃承气汤；饮一溲一为下消，治以肾气丸。赵养葵大变其法，谓治消无分上中下，先以治肾为急，以六味丸料一斤，入肉桂一两，五味子一两，水煎六七碗，恣意冷饮之，熟睡而渴如失矣，白虎、承气皆非所宜也。

喻嘉言曰：肾者，胃之关也。关门不开，则水无输泄，而为肿满；关门不闭，则水无底止，而为消渴。金匮肾气丸蒸动精水，上承君火，而止其下入之阳光。彼症取其开，此症取其合。一开一合，具通天手眼。子和诋之，何其陋也！又白茯苓丸治肾消，方用白茯苓、覆盆子、黄连、瓜蒌根、萆薢、人参、熟地黄、玄参各一两，石斛、蛇床子各七钱半，鸡内金三十具微炒，共为细末，炼蜜和捣三五百杵，丸如梧子大，每服三十丸，食前磁石汤送下。喻嘉言治验加犀角一两，又以六味丸加犀角收功。按：此与八味地黄丸，一阴一阳，相为表里，皆为神方。

脉宜数大，忌虚小。

伤　食

伤食病必有胸闷，吞酸，嗳腐，腹胀，腹痛等症，宜以平胃散加麦芽、谷芽、山楂、神曲、莱菔子消之，或以所伤之物烧灰加入为引导。如初伤时，食尚在膈，服此汤以手探吐；如伤之已久，腹满拒按，宜以三一承气汤下之；愈后，服香砂六君子汤加干姜调养。若无吞酸，嗳腐等症，但见头痛，恶寒，发热，是外感症，切不可误用消导之品，致外邪陷入，变症百出。

伤寒不禁食，故桂枝汤啜粥，是开章第一义，读仲景书自明。西北之人，一遇头痛、恶寒、发热之症，便云有食，即服神曲、山楂等药，往往误事。余为活人计，不得不大声疾呼也。

脉滑而实。时书以右关之上为气口，谓气口紧盛伤于食者，妄也。

张景岳云：偶病之人，多有非食而疑食者，曰某日曾食某物或某肉某面，其日即病。医者不论虚实，但闻此言，且见胃口不开，必先治食。夫未病之人，谁有不食？岂必预为停食以待病至者，斯可信其无食乎？及其病也，则或因劳倦，或因风寒，或因七情，病发不测，而且无胀无滞，与食何干？药不对病而妄行剥削，必反增病，此斯道之莫须有也。由此推之，则凡无据无证而妄行胡猜者，皆其类也，良可慨矣！

黄履素著《折肱漫录》云：五谷皆养补脾气之物，一煅成炭，反能消食者何？盖火能软坚化物，烬从火化故也。诸炭能消食，亦能伤脾，功用不减于山楂、神曲，不可忽之，以为食物而多服常服也。愚按：今人用白术炒焦，不知其伤脾；地黄烧灰，不知其伤肾，当以先生之言正之。

疟　疾

寒热往来有定候，一日一发者邪浅，二日一发者邪深，三日一发者邪更深。先寒后热者为顺，先热后寒者为逆。自子至午发者为阳，自午至子发者为阴。单寒无热者名牡疟，为纯阴病；单热无寒者为瘅疟，为纯阳病。疟病因劳而发者，名劳疟；因食而发者，名食疟。更有鬼疟，为祟病；瘴疟，是感岚气而成。种种不同，总以少阳一经为主。以少阳居阴阳之界，偏阴则寒多，偏阳则热多，阴阳俱病则寒热等。单寒、单热为阴阳偏造其极。即祟疟、瘴疟，亦阳气之虚，正虚不能胜邪，内虚不能御外，脾胃之阳虚不能腐熟水谷，俱不离少阳一经。

疟脉自弦。浮弦表邪，沉弦里邪，洪弦属热，迟弦属寒，滑弦痰饮，实弦食积。久疟之脉，渐缓则愈，弦紧则殆，土散双弦，代散莫救。

初起俱宜小柴胡汤，一日一服，五日必愈。方中柴胡一味，少则用四钱，多则用八钱，切不可少此一味。神农推为上品，久服延年益寿之药。自李东垣及李时珍之书行，此药之真面目渐掩，张景岳新造五柴胡饮为散剂，更属无知妄作，流毒非轻。

凡初起无汗，去人参，加桂枝三钱。服后食热粥，温覆微似汗则愈。未愈再服之，有利无弊，切勿惑于浅人之说。

若发热甚，汗不出，可加麻黄三钱。如病家惑于邪说，牢不可破，即以杏仁、紫苏、防风各三钱代麻黄，服后温覆微似汗，不用食粥。

上、下午疟，不必过分。惟以寒多者属阴盛，加桂枝三钱，生姜宜倍用之，或再加吴萸三钱；单寒无热者，亦用此法，或去黄芩，再加熟附子三钱。热多者属阳盛，加知母、贝母各三钱；汗多而大渴大热者，加生石膏五钱，麦冬三钱，粳米四钱；单热无寒者，亦用此法，或再加知母三钱；先热后寒者名瘅疟，治同，宜加桂枝二钱，是从金匮白虎加桂枝汤中仿出。

鬼疟，脉乍大乍小，加藿香二钱（以香为天地之正气，正能胜邪也），天麻三钱（以天麻之形如魁芋，有二十四子周环于外，其苗名赤箭，取弧矢以示威之义也）。

瘴疟，加苍术、藿香各二钱。

食疟，以平胃散采入柴胡一味为君，融合二方为一方，即前人复方法也。

劳疟，是虚人不能耐劳而病疟，宜小柴胡汤原方去半夏，加瓜蒌根二钱，或佐以补中益气汤。

一切疟疾口渴，俱去半夏，加瓜蒌根以生津液。

凡一切疟疾，欲急于取效，俟三发之后，以小柴胡汤加常山三钱，寅时服，渣再煎，于辰时再服。如吐，任其吐去痰涎自愈。时医惑于俗传本草，谓常山是截疟猛药，邪未尽而强截之，多变他病，此无稽之臆说也。盖常山从阴出阳，为透邪外出之良药，仲景用其苗，名为蜀漆，今人用其根，何尝是强截之药？

久疟不愈及三阴疟，三日一发者，诸药不效，惟以白术一两或二两，加生姜五七钱，水煎一杯，于寅时服之，渣再煎，于上午再服。如热多者，以当归一两余代白术。

如脾肾两虚，诸药不效者，用近效白术汤，一日两服，服到十日必愈。书成，友人自安徽回，赠余医书一帙，乃张心在新著《附经》也，中有“三阳交于胆，三阴交于脾，三阳之疟治胆，三阴之疟治脾”句，真是名言，可佩！此君若得名师益友而讲论之，将来为医中一巨擘①，恨未晤其人。

初病疟，世称胎疟，缠绵难愈，与痘疹之症本于胎毒无异，宜六君子汤加草果、乌梅，或合小柴胡汤。

久疟不愈，不必治疟，只以六君子汤、补中益气汤，兼吞桂附八味丸，调理半月，无不痊愈。今医俱遵景岳法，用何人饮、休疟饮，方中以何首乌一两为主，据云中和之道，其实苦涩之品不能养人。余屡见久服此药多变出肿胀等病，学者不可不知。

痢　疾

下痢秽浊胶粘，似脓似血，小腹隐痛，欲便不便，里急后重是也。旧说偏寒偏热，主补主攻，皆不可拘执。惟所列死证数条，缘时医治不得法，流连致死；

① 巨擘（bò）：大拇指。比喻杰出的人才。

或过信前医之说，弃而不治，坐视其死。余目击心伤，日夜焦心，从《内经》、仲景言外之旨，及散见于各条之下，一一体认，而参以所治之症，大有所悟，药到病瘳，厥效彰彰可纪。请先言救逆之道，而次及恒法。

医书云：脉沉小者易治，脉浮大者难疗。又云：发热不休者死。此遵《内经》肠澼一论，执一不通之过也。余别有所悟。脉浮为表邪，浮而兼大，是表邪侵于阳明之界而下利，仲景有葛根汤等治法。发热不休，非感冒风寒，即是经络不和，宜用桂枝汤、当归四逆汤，祛风寒以调经络。人参败毒散加老米，名仓廪汤，亦是此意，但药力轻薄，不能速效耳。大抵初病治法，发热恶寒者，香苏饮加防风、川芎以取微汗则愈；重，必用桂枝汤、当归四逆汤之类。若寒热往来，多呕者，必用小柴胡汤。若热多而口渴者，小柴胡汤去半夏加瓜蒌根主之。若发热不恶寒，里急后重者，以葛根黄芩黄连甘草汤（照古法先煎葛根，后煎诸药），日服二三剂，必愈。若用痢门方，如芍药汤之类，其邪无不陷入变危者，余深恨倪氏痢疾三方为杀人之具。

医书云：腹痛不休者死。按其治法，不过用木香、槟榔、砂仁及消食行滞之品，安能以救死症？若果消渴，口中热，胸腹胀满坚实而拒按，为实证，三承气汤可以择用，或以三一承气汤代之；若果不渴，口中和，脉迟小而无力，或手足冷，腹痛而喜按，为虚寒证，非四逆汤不可；若腹痛而下利重滞者，再加生白芍三钱。如腹痛不止，虚烦而喜按，脉弦者，为肝邪克土，宜小建中汤，服二时许，即以小柴胡汤去黄芩加白芍药继之，神效。

医书云：下痢纯血者死，下痢如屋漏水者死。按其治法，不过用阿胶、地榆、槐花、苍术之类，安能以救死症？如果下奔鲜血，口渴，便短，里急后重，脉盛者，为火证，宜白头翁汤，一日二服。虚人及产后加阿胶、甘草。亦有下鲜血而非火证者，若血带暗而成块者，属热者少，属寒者多，俱宜从脉证细辨之。若口中和，脉细，小便长，手足冷者，属虚寒无疑，宜以理中汤加灶心土八钱主之。下血多者，宜间服黄土汤，一日二服，三日渐愈。盖以脾胃如分金之炉，理中汤分其清浊，是治其本源也。屋漏水即血水之黯滞不稠者，为虚寒证误用寒凉攻破所致，若见咽痛，语言无序，半日必死，亦用理中汤救之。

医书云：能食者轻，不能者重，绝食者死，发呕者死。盖不能食，有食滞，即宜以平胃散加消导之药。若脾胃虚弱，即宜用香砂六君子汤及理中汤，健脾以运胃。又有辨于其微者：不饥而不思食者，是脾病，宜以上二方；饥而不能食者，是肝病，宜乌梅丸。至于绝食，频呕，即是噤口痢，丹溪用人参、石莲肉、黄连煎汤，入生姜汁，徐徐呷之，只认作湿热上冲之症，故不效，宜参上诸法治之。若食入即吐，不利于香、砂、橘、半者，宜用干姜黄连黄芩汤，苦辛以开拒格。若胸满而吐，及干呕吐涎沫者，宜吴茱萸汤，温镇以和土木，其效如神。

凡心下痞满，从仲景三泻心汤及厚朴生姜甘草半夏人参汤等，择用如神。

医书云：妇人新产即发痢者死。余考金匮白头翁汤加甘草阿胶之例，可知产后宜照病用药，毫无顾忌。又云：小儿出痘后即发痢者死。余以为不尽然。大抵产后失于过温致死，痘后失于过寒致死，俱因病而药之，不必泥于一说。

恒法

痢疾无外症、恶症，但见里急后重，便脓血者，三日内俱宜芍药汤。

痢疾腹中撮痛，或下血片，及噤口恶痢，诸药不效者，宜斗门秘传方。

痢疾不论新久，以陈米汤送下香连丸二钱，一日三服，极验。至于久痢，以四君子汤、六君子汤、补中益气汤、十全大补汤送下，法本薛氏，多效。

久痢诸药不效，审其为虚脱不禁无余邪者，宜真人养脏汤。

久痢流连不愈，愈而又作，名为休息痢，是兜涩太早，余邪未尽，宜羊脂四钱，白蜡三钱，黄连末三钱，白蜜八钱，乌梅肉炒研末二钱，血余炭三钱，煎搅为丸，丸如桐子大，以米饮送下三十丸，日三服。此孙真人法也。

又有服补中益气汤不应，反下鲜紫血块者，此久风成飧泄，风气通于肝，肝伤不能藏血也，宜玉屏风散去白术，倍防风，加羌活、葛根、升麻主之。

洞泄寒中，注下水谷，赤痢，白痢，食已即出，食物不消者，宜圣济附子丸。

时　疫修园新订

程山龄云：时疫之症，须知有来路两条，去路五条。

何谓来路两条？疫有在天者，在人者。如春应温而反寒，夏应热而反凉，秋应凉而反热，冬应寒而反温，非其时而有其气。自人受之，皆从经络而入，或为头痛，发热，咳嗽，或颈肿，发颐，大头风之类，斯在天之疫也。若一人之病，染及一室；一室之病，染及一乡以及阖邑，病气、秽气互相传染，其气从口鼻而入，其见症憎寒壮热，胸膈饱闷，口吐黄涎，乃在人之疫。以气相感，与天无涉，所谓来路两条者此也。

夫在天之疫，邪从经络入，寒多者治以辛温，宜五积散；热多者治以辛凉，宜九味羌活汤；审其气虚不能作汗者，宜人参败毒散；热甚格邪不作汗者，宜防风通圣散；若发颐及大头症，是风火相乘而为毒，宜防风通圣散加牛蒡子、金银花、桔梗、贝母、瓜蒌仁之类，俾邪从经络入者仍从经络出。此以发汗为去路也。

在人之疫，邪从口鼻入，或香苏饮加玉竹、川芎、忍冬，或神术散加葛根、葱头，或藿香正气散之类，俾其从口鼻入者仍从口鼻出。此以解秽为去路也。

至于经络、口鼻所受之邪，传于阳明之经，则为自汗，大渴，大热，斑黄等症，宜甘露饮生其津液，以为胜邪回生之本，甚者必用人参白虎汤，以清阳明散漫之热。此以清火为去路也。

如入于胃腑，则为谵语发狂，大便实，小腹拒按等症，宜三一承气汤下之；或内有实热，外有实邪者，宜防风通圣散以两解。此方疫症第一良方，用之得法，不论新久，头头是道。此以攻下为去路也。

复有虚人患疫，同病久变虚，或误治变虚，须用四物汤、四君子汤、补中益气汤等加减。此以补养托邪为去路也。

要之，疫症必从大汗而解。人壮者，不战而汗；人虚者，必战栗而后大汗。汗未彻者，俟七日后而又作汗。以上五法，该于发汗一法之中。散邪是发汗正法。而秽浊之气袭经络，不以辛香解之，则汗不出；火邪内燔，血干津涸，非清火则阴气不滋，而汗不出；胃气壅塞，不攻其实，则浊气不解，而汗不出；汗由液化，其出自阳，其源自阴，非补养阴阳，则气血不充，而汗不出。此发汗一法为治疫大关头：有汗则生，无汗则死。若治之失法，或涸其汗源，或强逼使汗，皆枉其死也，可不慎哉？

未汗宜阳脉，忌阴脉。已汗宜阴脉，忌阳脉。

避疫法

避疫之法，惟在节欲、节劳，仍勿忍饥，以受其气。胆为中正之官，胆气壮，则十一经之气赖以俱壮，邪不能入。《医统》云：男人病，邪气出于口；女人病，邪气出于前阴，其对坐之间，必须识其向背，或以雄黄涂鼻孔中，从容察位而入。

暑　症

洁古谓动而得之为中热，静而得之为中暑，暑阴而热阳，未免称名不正。盖夏日炎炎，人触之则生暑病，即为中热，无非动以得之。他若畏热求凉，凉袭于外，则为发热恶寒，头痛项强等症，宜九味羌活汤以散之；凉中于中，则为吐泻、腹痛，宜理中汤以温之；若兼烦躁，则间用凉水调下大顺散。病虽作于暑月，不得以暑病名之也。

大抵暑症辨法，以口渴，心烦，溺赤，身热，脉洪而虚为的。轻者为伤，以六一散荡涤热气，从小便而泄。若暑热闭郁而无汗，必用香薷饮发越阳气，彻上彻下，解表兼利小便则愈。重者为中，大渴大汗，宜白虎加人参汤主之；或汗出身热而两足冷者，是暑而挟湿，宜白虎加苍术汤主之。若中暑昏闷不醒，并伏暑停食吐泻，用半夏四两醋煮，茯苓、甘草各二两，共为末，以生姜汁为丸如绿豆大，每服五、六十丸，开水送下。若昏愦不醒者，研碎灌之立苏。此孙真人之神方也，名消暑丸，为暑症第一神方。至于生脉散、清暑益气汤，为暑伤元气而立，或预服以却暑，或病愈后以收功，非暑病正方也。

湿　病

湿有从外入者，有自内得者。阴雨湿地，皆从外入，其症头重腰冷，一身尽重；冷浆瓜果，皆自内得，其症泄泻腹胀，肠有水气，淋浊痰饮。然外湿亦可渐入于内，内湿亦有浸渍于外。失此不治，则郁而为热，变症多端，不可不察。

湿脉多缓。是怠缓，非和缓。浮大者易治，沉细小者难医。

内外湿总方，宜二陈汤加苍术、白术、羌活主之。外湿，加紫苏、防风、猪苓、泽泻、干葛、木瓜主之；内湿，加木通、泽泻、砂仁、木香；食积，加山楂、麦芽、枳实；寒湿，加干姜；湿热，加黄连、黄芩，热轻者只用连翘，槟榔时嚼亦妙。

受湿腰痛，其痛冷重沉着，如带五千钱，宜肾着汤。

白浊不止，为湿热下注，妇人白带亦然，宜萆薢分清饮。如妇人白带，加半夏、芡实、苡仁、黄柏、生白术主之。

伤湿一身尽痛，不可转动，宜一味白术酒。

苍术多脂易霉而治湿，与僵蚕死于风而治风，驴皮动火制成阿胶而降火，俱是造物妙处，即《大易》所谓同气相求，《内经》所谓衰之以其属是也。盖湿邪在人肠胃，原自不安，一得苍术气味，便与之合一，气从汗出，味随水谷下行，先诱之而后攻之也。

头　痛

大抵暂痛为邪，久痛为虚。邪则分寒热而除之，虚则审阴阳而补之。然亦有久痛为邪所缠，新痛因虚而发者，当因脉症而辨之。

脉浮滑者生，短涩者死。

伤寒六经俱有头痛：太阳痛在脑后，必连项强，宜九味羌活汤加葱白三根；阳明痛在额前，必连目眶，宜升麻葛根汤；少阳痛在侧，必兼两胁痛，多呕，宜逍遥散去白术，加半夏、黄芩、川芎；太阴无头痛，然湿土动而生痰，亦为头痛，宜二陈汤加制南星、苍术、川芎；少阴头痛，脉细，但欲寐，宜五积散加细辛、附子；厥阴头痛如破，干呕，吐涎沫，宜吴茱萸二钱，人参一钱五分，生姜四钱，大枣四枚，水煎服，名吴茱萸汤。

火邪头痛，火盛者，宜竹叶石膏汤加减，方见《伤寒论》。如火势轻者，只用辛凉之品，火郁发之之义也，宜加味逍遥散加葛根二钱，酒炒黄柏一钱，薄荷五分。

气实有痰，或头重眩晕，用大黄酒炒三遍为末，茶调三钱服。此釜下抽薪之法也。

偏头痛，宜二陈汤，偏在右者，加沙参一两，酒炒黄芩、黄连、川芎、防风、制南星之类；偏在左者，加当归一两，川芎、白芍、白芷、柴胡、防风之类。

气虚头痛，宜补中益气汤，少加川芎、蔓荆子之类。

血虚头痛，宜四物汤倍川芎，加黄柏、知母，少加蔓荆子、细辛之类；当归补血汤加鹿茸五钱，水、酒各半煎。

眉棱角痛，宜半夏六钱，生姜三片，水煎，调沉香末五分服。

真头痛，痛甚，脑尽痛，手足寒至节，不治。然不忍坐视其死，急灸百会，吞黑锡丹。

肾虚头痛，诸药不效，宜六味汤去丹、泽，加枸杞三钱，炙甘草、细辛各一钱，川芎二钱，肉苁蓉三钱五分。如命门火虚者，用八味汤，加减如上法。

蒸法最效，方用川芎半两，晚蚕砂二两，僵蚕如患者年岁之数，以水五碗，煎至三碗，就砂锅中，以厚纸糊满，中间开钱大一孔，取药气薰蒸痛处，每日一次。虽年久者，三五次永不再发。

瘰　疬

普明子曰：瘰疬者，肝病也。肝主筋，肝经血燥有火，则筋急而生瘰疬。多生于耳前后者，胆之部位，胆与肝相表里。其初起即宜消瘰丸消散之，不可用刀针及敷溃烂之药。若病久已经溃烂者，外贴普救万全膏，内服消瘰丸并逍遥散，自无不愈。更宜戒恼怒，断煎炒及发气、闭气诸物，免致脓水淋漓，渐成虚损，患此者可毋戒欤？

新采消瘰丸，此方奇效，治愈者不可胜计，予亦刻方普送矣：玄参蒸、牡蛎煅、醋淬、贝母去心，蒸各四两，共为末，炼蜜为丸，每服三钱，开水下，日二服。

愚按：普明子著《医学心悟》一书，逐末亡本，用之鲜效。惟此丸平淡而神奇，当共宝之。但耳前后为少阳部位，渠云肝之部位者，误也，故改正之。

眩　　晕

《内经》云：上虚则眩。又云：肾虚则高摇，髓海不足则脑转耳鸣。皆指不足而言。仲景论眩，以痰饮为先。丹溪宗河间之说，亦谓无痰不眩，无火不晕，皆指有余而言。前圣后贤何其相反至此？不知此症不离于肝。经云：诸风掉眩，皆属于肝。此风非外来之风，指厥阴风木而言。厥阴风木与少阳相火同居，厥阴气逆，则风生而火发，故河间以风火立论也。风生必挟木势而克土，土病则聚液而成痰，故仲景以痰饮立论，丹溪以痰火立论也。然一身聚邪之处，即为偏虚之处。头为诸阳之会，相火得以逆行上僭者，非上焦之虚而何？肾为肝母，肾主藏精，精虚则髓海空而头重，故《内经》以上虚及肾虚、髓海不足立论也。言虚者，言其病根；言实者，言其病象，其实一以贯之也。

脉数热多，脉涩血少，弦为肝风，滑实痰积，虚小气虚，大为病进。

眩晕脉弦，发热或寒热往来，宜逍遥散加半夏、天麻、钩藤主之。

眩晕脉数或滑实，大小便闭，胸胁作痛，耳聋，耳鸣，多怒，凡属肝经实火，宜当归芦荟丸。此法从喻嘉言《寓意草》医吴添官之母一案得来。

眩晕脉涩，乃精气不足。欲荣其上，必灌其根，宜六味地黄汤倍地黄，去丹皮、泽泻，加细辛、炙甘草各一钱，川芎二钱，枸杞子三钱，肉苁蓉三钱半，水煎服。

脉虚细弱小，是气虚，宜补中益气汤加天麻、半夏、钩藤。

脉弦而滑，眩晕而呕逆，为痰饮，宜泽泻四钱，白术二钱，水煎服；或用二陈汤加天麻合此二味。

实火眩晕不可当，宜大黄酒炒三遍，研末，茶调下二三钱。

虚眩诸药不效，宜鹿茸五钱，酒煎去滓，入麝香少许服。缘鹿茸生于头，以类相从也。

眩晕大虚，诸药不效及虚人愈后调理，俱宜正元丹、桂附八味丸。

眼　　目

眼目一症，古有五轮八廓及七十二症之辨，其实不足凭也。业是科者，庸妄固无论已，而高明之士，于实证则曰风曰火，于虚证则曰肝血少曰肾水衰，言之亲切有味，而施治则毫无少效，且以增病。余历数交游，凡目痛者，无不因医而致瞽，即有一、二幸免者，原为轻浅之病，即不服药亦愈，于医固无与也。

盖此症除风火赤肿、外障等症外，而一切目视无光及昏黑倦视等症，皆为阳虚。心肺为上焦之阳，心属火，火能烛物；肺属金，金能鉴物，二脏之阳不宣，则火不能烛，金不能鉴矣。医者不知，以补血之药滋肝，以补水之药滋肾，下焦之阴愈盛，则上焦之阳愈虚。且令下焦阴气，上加于天，白昼如夜，爝火有光，阴云四合，龙雷飞腾。原欲滋阴以降火，其实滋阴以助火，火盛则遂增出赤肿、红丝、胬肉、羞明诸火象，渐成废疾矣。予非专业此道，不敢多言，请向瞽者而询其所服何药，所点何药，便得前车之鉴。今于眼科所未载外，搜出数方，以救逐流之弊。

四君子汤加肉苁蓉、川椒、菟丝子为丸，治虚寒证。

豆腐一块，中挖一孔，入朴硝一二钱，仍用豆腐盖上，蒸出水，即以此水洗目，效，治实热证。

桂附地黄丸，当归补血汤加鹿茸三钱，磁朱丸，还少丹，以菊花汤送下。

初起翳障，不可遽用点药及一切洗药。盖目不染尘，药汁入目，亦见羞涩。惟用洁净开水，以洁净茶盏盛之，用洁净本色绢片乘热淋洗，洗后水混浊，换水再洗，洗至水清无垢方止，如此数次即愈。水内并不用药，名天然水，水必煎沸者，以热能散风，水能制火也。

耳聋

肾开窍于耳，固也。而肾脉却不能上头。肾与心交，假道于心之腑以上。耳中之穴曰听宫，小肠之经脉贯之，为司听之神所居之位，其形如珠，皮膜包裹真水，若真水破而耳立聋。有为大声所振而聋者，皮膜破也。

或聋或不聋者，心肾不交也，宜磁朱丸交媾水火。有先耳鸣而后聋者，肾虚不能闭藏，阴气窒塞于阳窍也，宜六味丸去丹皮，重加磁石，再加五味子、龟板胶为丸，令阴气自盛于本宫，不触于阳窍。

若感冒暴聋，总不外少阳一经。足少阳胆脉绕耳轮，手少阳三焦脉入于耳，邪气壅实，听宫为其所掩，宜逍遥散去白术，加黄芩、半夏、生姜、玉竹、大枣主之；如风火交煽，宜防风通圣散；肝火炽盛，宜当归芦荟丸。

尺脉弱者，宜桂附地黄丸；尺脉数者，宜大补阴丸。二丸俱加磁石、菖蒲、苁蓉之类。神而明之，存乎其人，非可以笔楮[1]传者。

浮大为风，洪数为火，洪大而实为风火，尺数为阴火，迟濡为肾虚。

---

① 楮（chǔ）：构树，其树皮纤维可造纸。转作纸之代称。

疝　气

疝者，小腹睾丸为肿为痛是也。其名有七：曰寒疝，囊冷结硬如石，阴茎不举，或控睾丸而痛；曰水疝，肾囊肿痛，阴汗时出，或肿状如水晶，或囊痒而搔出黄水；曰筋疝，阴茎肿胀，或溃或脓，或里急筋缩，或出白物；曰血疝，状如黄瓜，在小腹两旁横骨两端约中，俗云便痈；曰气疝，上连肾区，下及阴囊，或因号哭忿怒则胀，罢则气散；曰狐疝，卧则入小腹，行立则出小腹；曰癞疝，阴囊肿缒，如升如斗，不痒不痛。然亦不必拘者。经云：任脉为病，男子内结七疝，女子带下瘕聚。又曰：足厥阴肝病，丈夫㿗疝，妇人少腹肿。大抵任病、肝病居多，小肠病亦多，各经亦间有之。

治之之法，统以二陈汤加泽泻、猪苓、白术、桂枝、小茴香、木通、金铃子主之。余少时初用，疑为偶效，后屡试屡验，方知其调气之功甚巨。张景岳先得我心，景岳云：病名疝气，非无谓也，盖寒有寒气，热有热气，湿有湿气，逆有逆气，陷有陷气，在阳分则有气中之气，在阴分则有血中之气，从寒热虚实施治，俱当兼用气药。余此方化膀胱之气，而诸气俱调。其义详于胀症，宜参究之。

本脉牢急，弱急不宜。

二陈汤加味外，若寒甚者，再加干姜、附子；若热极者，加黄柏、知母；小便如膏者，加石菖蒲、萆薢；气上冲，去白术，加肉桂、吴茱萸、当归；囊肿如水晶者，加苡仁、桑皮；痛不可忍者，恐瘀血为脓致溃，加桃仁、红花、乳香；筋缩者，加苡仁一两，木瓜二钱；顽麻不痛者，加川芎、槟榔；痒者，加刺蒺藜三钱。

《千金翼》洗方：治丈夫阴肿如斗，核中痛。雄黄末一两，矾石二两，甘草七钱，水五碗，煎二碗，洗。又于关元两旁相去各三寸青脉上，灸七壮，即愈，左灸左，右灸右。又灸外陵穴，在脐左右各开一寸半，灸疝立效，永不再发。

痿　症

痿者，两足痿弱不能行也。痿而不痛。治宜独取阳明。阳明为五脏六腑之海，主润宗筋，宗筋主束骨而利机关。若阳明虚，不能受水谷之气而布化，则五脏无所禀，宗筋无所养，而痿躄作矣。若用辛热风药及蒸、灸等法，立危。

脉洪数可治，虚弱难医。

痿症皆属于热，宜虎潜丸。阳明为诸筋总会，故取虎潜丸为主。而足所以能健步者，则在于骨。《三因方》又取加减四斤丸①为主，以肾为筋骨之总司也。方用肉苁蓉、牛膝、木瓜、鹿茸、熟地、五味子、菟丝子各等分为末，炼蜜丸桐子大，每服五十丸，温酒、米饮下。

痿症服前丸。若气虚多痰者，间服六君子汤加黄柏、苍术、紫菀。《神农本草经》云：紫菀主痿蹷。今人不读圣经，只知为治咳也。

瘦黑人血虚多火，宜间服六味丸加黄柏、苍术；肥白人痰多气虚，宜间服当归补血汤加竹沥、姜汁。

泄　泻

《难经》有五泄之分，曰胃泄，脾泄，大肠泄，小肠泄，大瘕泄即痢疾，其实不必泥也，总以虚实久暂为辨。

脉小，手足寒，难已；脉小，手足温，易已。泄而脱血，难治；泄而脉大，难治。

《内经》云：湿胜则濡泄，此为泻病之总论。宜平胃散加茯苓、猪苓、泽泻、白术、桂枝，名胃苓汤，统治诸泻如神。口中热，溺赤，下泻肠垢，为湿热，去桂枝，加防风、黄连各一钱；溺清，口中和，下利清谷，为寒湿，加干姜二钱；胸满痞闷，嗳腐吞酸，

① 加减四斤丸：考《三因方》本方中除下述药物外，尚有天麻一味。

泻下臭秽，为食积，加山楂、麦芽；食少便频，面色㿠白，为脾虚，去厚朴，加人参、干姜。五更天明，依时作泻，或脐下痛，为肾虚，去陈皮、厚朴，加补骨脂三钱，吴茱萸、五味子、熟附子各一钱。

忽然大泻不止，大汗大喘，手足厥冷，兼吐者，须防脾肾之气暴脱。夏月伏阴在内，最多此症。若服藿香、香薷必死，急用附子理中汤大剂。

《内经》云：诸病暴注，皆属于热。然必有热症、热脉可凭，不可以凉药姑试，宜香连丸、六一散。

《内经》云：清气在下，则生飧泄。须用升清法，宜补中益气汤去当归，加木香、干葛。

《内经》云：春伤于风，夏生飧泄。又云：久风生飧泄。宜神术汤、圣济附子丸。

久泻愈而又作，泻时腹痛，诸药不效，此痼冷在肠间，必先取去，然后调治，宜平胃散去苍术，加干姜、肉桂、附子各一钱半，大黄八分，水煎服。法本《千金》。或用温脾汤。

久泻，诸药不效，有脏热肠寒、脏寒肠热之辨，微乎微乎！余详于《从众录》等书，兹用仲景乌梅丸，每服二钱，米饮下，日三服，半月愈。又久泻有用肉苁蓉、鹿角霜、当归须等法，有用芩、连、甘草、葛根等法，有用阿胶、羊脂、乳酥、黄连末、蜂蜜熬膏等法。此理更微，可以心会，不可以言传。喻嘉言颇得其秘。

五更泄，名脾肾泻，及虚人时常作泻，必以温补肾元为主，宜四神丸加白术、人参、干姜、附子、茯苓、罂粟壳，炼蜜丸。朝服三钱，临睡服五钱，米饮送下。

卷　四

鹤膝风

胫细而膝肿是也。为风寒湿三气合痹于膝而成。初起发热头痛，宜五积散，痢后变成者亦宜之。若久病，为足三阴虚，宜十全大补汤加附子、牛膝、杜仲、防风、羌活主之。

又治初起外法：用陈年白芥子研末，以姜汁、葱汁调涂，一伏时，患处起泡，泡干脱皮自愈。

又按：鹤膝风多是虚寒，脚气多是湿热，一攻一补，治法各判。然脚气有肾虚气喘，小腹痹者，肾气丸必不可缓；鹤膝风有赤热焮肿者，二妙散、桂枝芍药知母汤亦所必需，此活法也。

脚　气

脚之肿大是也。东垣云：南方卑湿，其湿从外以袭入；北方常食膻乳，又饮酒太过，脾胃有伤，不能运化，其湿从中以流下。初起发热恶寒，似伤寒症，若上气喘急，及上少腹不仁，恐致攻心不救。若患久不治，即成痼疾。此症名壅疾，不可骤补。

脚气肿痛不可忍，宜鸡鸣散。

脚气气喘，少腹不仁，须防其入心，宜后方用桂附地黄丸。脚气服鸡鸣散愈后亦宜之。

两胫大，为湿脚气；两胫不肿，或顽麻，或挛急，或缓纵，名干脚气，宜四物汤加牛膝、独活、苍术、黄柏、木瓜、泽泻、肉桂之类。

积　聚

积者，五脏所生，推之不移，属阴；聚者，六腑所成，推之则移，属阳，当辨其新久虚实而施治。《内经》云：大积大聚，不可犯也，衰其大半而止，过则死。此治积聚之法也。

脉宜沉实，忌虚弱。

积聚新病，审其可用疏散者，宜用五积散；积聚新病，审其可用消导攻下者，宜用备急丸。

平胃散加入①萹蓄、瞿麦穗、大麦芽、川芎，以上八味，各用五钱，沉香、木香各一钱五分，大黄（酒浸）二两，共为细末，每服三钱，姜汤送下，忌油腻动气之物及房事一月。药须黄昏服，勿食晚饭，大小便见恶物为度。肝之积在左胁下，名曰肥气，去苍术，加柴胡、鳖甲、青皮、莪术；肺之积在右胁下，

① 入：原作“地”，据上海图书集成本改。

名曰息贲，加白豆蔻、桑白皮、郁金；心之积起脐上，上至心下，大如臂，名曰伏梁，去苍术，加肉桂、黄连、石菖蒲、莪术；脾之积在胃脘，腹大如盘，名曰痞气，原方不加减；肾之积在脐下，发于小腹，上冲心而痛，名曰奔豚，上方去苍术、大黄、陈皮、麦芽、萹蓄，加茯苓四两，肉桂、附子、当归、吴茱萸各五钱，川楝子、李根白皮各一两，淡盐汤送下，或炼蜜为小丸，吞下四钱更佳。凡热积加黄连、黄芩，寒积加姜、桂、附子，酒积加葛根，痰积加半夏，水积加桑白皮、赤小豆，血积加桃仁、红花，肉积加阿魏、山楂，果积加麝香、草果。

久病及虚弱之人不可径用前药，或先服补药，然后攻之；或攻药去病之半而即补之；或服攻药三日，服补药一日。神而明之，存乎其人。若愈后，必以补药收功，宜六君子汤、香砂六君子汤、附子理中汤。以上三方，唯脐下动气去白术，加肉桂一钱五分。

服攻药大下积血，自汗不止，气弱不能转动者，宜急进参附汤。若贫者，以当归补血汤加附子三钱代之。

呕 吐 哕 呃

声与物俱出为呕；有物无声为吐；有声无物为

哕；气自脐下冲逆有声，声短而频，古人名哕，又名咳逆，为呃。方书命名各异，今从俗本分名，使人易晓。

脉阳紧阴数为吐，阳浮而数亦吐。寸紧尺涩，胸满而吐。寸口脉数者吐，紧而涩者难治。紧而滑者吐逆。脉弱而呕，小便复利，身有微热，见厥者难治。吐出色如青菜者危。

上四症，皆属气逆，有统治之法，宜二陈汤随症加减。如为寒气所客，脉迟畏寒，加砂仁、藿香、干姜；如干呕，吐涎沫，加人参一钱，吴茱萸二钱，大枣三枚，倍生姜；如食不得入，为火阻于上，加黄连、黄芩、人参；如为饮食所伤，吞酸嗳腐，加苍术、藿香、砂仁、麦芽、山楂；如有声无物，加生竹茹二钱，人参一钱，旋覆花三钱，代赭石一钱五分，大枣二粒；如吐酸水，加吴茱萸一钱，黄连五分；如脾胃虚弱，运化迟而呕吐者，加人参、白术、砂仁、木香；如食已即吐，是胃中有热，食入则两热相冲，不得停留而吐，若大便秘结，可加大黄三钱；若寒热往来，胁痛而呕者，为少阳证，加人参、黄芩各一钱，柴胡三钱，大枣二粒；如骤然发呃者，为胃火上冲，加麦芽、石斛、麦冬、枇杷叶、竹茹、扁豆各二钱。久病发呃，有脾虚、肾虚之分，脾虚者，加参、术、丁香、柿蒂；肾虚者，加参、附、干姜、沉香、巴戟天；此症多死。如吐虫者，去甘草，加川椒、人参、吴茱萸、黄连、川楝子，乌梅三粒，粳米一百粒。

五淋　癃闭

淋病，小便滴沥涩痛，欲去不去，欲止不止是也。古人分为五种：石淋，下如砂石；膏淋，下如膏脂；劳淋，从劳役而得；气淋，气滞不通，脐下闷痛；血淋，瘀血停蓄茎中割痛，皆为热结膀胱所致。而治者却不重在膀胱，而重在三焦。经云：膀胱者，州都之官，津液藏焉，气化则能出矣。又云：三焦者，决渎之官，水道出焉。此数语，数百年来注家俱误。不知津液为汗之源，膀胱气化则能出汗，故仲景发汗法必取之太阳也。水道为行水之道，三焦得职，则小水通调，须知外出为膀胱之津液，下出为三焦之水道也。又有清心之法，以心与小肠相表里也；又有清肝之法，以肝主疏泄也；又有补肾之法，以肾为司水之脏也。治三焦与膀胱之正法，则用五淋散；清心滋肾，则用导赤散；清肝，则用龙胆泻肝汤之类。

至于癃闭症，小便点滴不通，甚则胀闷欲死，其病源亦同前症，而治法更进一步。有用八味丸倍桂附蒸动肾气以开关者；有用滋肾丸滋阴以化阳者；有用补中益气汤，服后以手探吐者；如滴水之器，闭其上窍而倒悬之，点滴不能下也；去其上闭，则下窍通矣。有用五淋散加入麻黄、杏仁以取微汗者，麻黄力猛，能通阳气于至阴之地，下肺气，主皮毛，配杏仁以降气，下达州都，导水必自高原之义也。有用人参、麻黄各一两水煎服者。夏月不敢用麻黄，有用紫苏、防风、杏仁各三钱，水煎服，温覆取微汗者；有用白菊花根捣烂，以生白酒冲和，取汁温饮者；有用水母四两，荸荠十四粒，水煎服者；有用皂角、葱头、王不留行各数两，煎汤一盆，令病者坐浸其中，薰洗小腹下体，久之热气内达，壅滞自开而便通者，务宜审其脉症而施治，不可执一。

脉宜浮大，忌细小。

五淋散通治五淋、癃闭。加减法：气淋，加荆芥、香附、生麦芽；血淋，加牛膝、桃仁、红花、生地，入麝香少许；石淋，送下六一散三钱；膏淋，合萆薢分清饮；劳淋，合补中益气汤。如过服金石药，与老人阳已痿思色以降其精，致精内败而为淋，加萆薢、石菖蒲、菟丝子以导之。

六一散，石淋。萆薢分清饮，膏淋。导赤散，赤淋。龙胆泻肝汤，茎肿，茎中痛甚宜之。补中益气汤，气淋。六味丸，水虚。八味丸，冷淋。济生肾气丸，扶阳以化阴。滋肾丸，滋阴以化阳。四生丸，血淋。百合汤，气淋。

续论：三焦包罗脏腑，主气而即主水，水由气化也。故曰：决渎之官，水道出焉。“上焦如雾”，气中有水也；“下焦如渎”，水中有气也；“中焦如沤”，气水相涵于其中也。凡水道不通，溢于外而为肿，积于中而为胀，凌于肺为咳呕，流于肠为泄泻，宜专责之三焦，与他脏无涉。时医治他脏而幸效，不可援以为例。

遗　精

梦而遗者，相火之炽也，宜封髓丹；无梦而遗者，心肾之虚也，宜金锁固精丸。然肝主疏泄，肝火大盛，宜暂用龙胆泻肝汤；肝魂不守，宜多服二加龙骨汤；肝热胆寒，宜温胆汤加人参、茯神、枣仁、莲肉。精之蓄泄，无非听命于心，威喜丸平淡而神奇；四君子汤加远志肉，亦补养得法，徒用补肾及固涩之药无益也。然此症必须清心寡欲，静养年余方效，药石原不足赖。

时贤沈芊绿[①]云：心藏神，肝藏魂，肾藏精，梦中所主之心，即心之神也；梦中所见之形，即肝之魂也；梦中所泄之精，即肾之精也。要之，心为君，肝肾为相，未有君火动而相火不随之者。当先治其心，而后及其余，宜黄连清心饮，方用黄连、

① 沈芊绿：即清代医家沈金鳌。

生地、甘草、当归、人参、茯神、枣仁、远志、莲子。按：芊绿著有《沈氏尊生》一书，大抵皆见病治病，不脱江苏气习，此一条用药虽庸，而立论颇超，故节录之。

诀云：遗精白浊，当验于尺，结芤动紧，二症之的。《正传》云：两尺洪数，必便浊遗精。

赤白浊

浊者，小水不清也。方书皆责之肾，今则求之于脾，脾土之湿热下注，则为浊病。湿胜于热则白，热胜于湿则赤。治之之法，不外导其湿热，湿热去则浊者清矣。

《医鉴》[①] 曰：淋浊之病，细数何妨？少阴微者，气闭膀胱。女人见之，阴中生疮。大实易愈，细涩则亡。

浊病初起，宜导其湿热，宜二陈汤加苍术、白术、黄柏、萆薢主之。如赤浊，加丹参。浊病稍久，当固其精道，利其水道，宜萆薢分清饮。《内经》云：中气虚而溺为之变。与浊症不同，宜四君子汤、补中益气汤。命门火衰，气不摄精，每致败精为浊，宜桂附八味丸加菟丝子、车前子以导败精。

① 《医鉴》：即《医宗金鉴》。

浊出精窍，与淋出溺窍者不同，病之稍久宜固肾，不宜利水，此要旨也。

汗　　症 自汗　盗汗

伤寒门以自汗为伤风，盗汗为少阳证。其余杂病，自汗为阳虚，盗汗为阴虚。然阴阳互为其根，自汗亦有阴虚者，盗汗亦有阳虚者，宜辨而治之。

阳虚自汗，其人常畏寒，宜参附汤、术附汤、芪附汤。阴虚盗汗，其人常发热，宜当归六黄汤。阴阳两虚，自汗盗汗，怔忡不眠，烦躁等症，宜归脾汤加麦冬、五味子，人参养荣汤。自汗发热，为前此伤风医不得法所致，宜玉屏风散。

怔　　忡 惊悸、不眠、健忘症治同

高鼓峰曰：怔忡，血少也，其原于肾水不足，不能上升，以致心火不能下降，大剂归脾汤去木香，加麦冬、五味子、枸杞，吞都气丸。如怔忡而实，挟包络一种有余之火，兼痰者，则加生地、黄连、川贝之类以清之。

按：一症之治，只此数语，缘读书临证之多，故能片言居要。而胡念斋又补出胃络不能上通症，脾脉不能入心症，宗气虚而虚里穴动症，水气凌心症，奔豚上乘症，治法不甚相远。惟水气与奔豚，当另法治之。愚谓水气凌心，轻则用小半夏汤倍加茯苓以泄之，重则用茯苓桂枝甘草大枣汤以安之，再重则用真武汤以镇之。奔豚，则用桂枝加桂汤以泄之，或黑锡丹以镇之，或用茯苓桂枝甘草大枣汤以缓之。金匮奔豚汤亦有意义，乌梅丸亦可借用。

妇人科

妇人之病，与男子同，惟经、带、胎前、产后，另有方法。

妊妇患伤寒杂病，俱以四物汤为主。无汗，加麻黄、细辛；有汗，加桂枝、甘草；寒热往来，加柴胡、黄芩；鼻干不眠，加升麻、葛根，大黄、芒硝、干姜、附子，俱可随症加入，古人六合四物汤论之详矣。

妇人有胎，恐服药有碍，灶中黄土研末，以水和，涂于心下及脐下，干则易之。

受胎二三月，必呕，恶心，以月水不通，阳明之气壅盛上僭，至四五月自愈。如病甚，用六君子汤加砂仁以和之，方中半夏得参、术，能安胎健胃，不必顾忌。

胎前下血，名曰胎漏，气虚不摄血也，多服补中益气汤。如因恼怒伤肝者，宜加味逍遥散加生地。

胎动不安，血不养胎也，宜四物汤去川芎，加白术、杜仲；若有火者，再加黄芩；如腹时痛，多寒者，加川椒。此一味今人罕用，《金匮》用以养胎。

堕胎症屡患者，必应期而堕，总属气血大虚。余昔惑于丹溪之说，以黄芩、白术为安胎圣药，内子患此，四年中连服五次皆堕，后有老医用四物汤加真鹿胶、补骨脂、菟丝子、杜仲、川续断而安。余始悟命门为人立命之本，女以系胞，必用温药、热药始效。赵氏《医贯》用六味、八味，加艾叶、阿胶，大有灼见。如不受温热峻剂者，以杜仲八两，糯米汤泡，炒勿焦，取粉，真桑上寄生、人参、五味子各四两为末，以黄芪一斤，白术、大枣各六两，煮膏为丸，米汤送下四钱，一日两服，神效。

子肿，宜五皮散加白术。

子嗽，宜二陈汤加阿胶、麦冬、桑白皮、五味子、干姜、细辛。

子悬，宜四物汤去川芎，加黄芩、白术、甘草。

子泻，宜补中益气汤、四君子汤加黄芩、砂仁。

临产交骨不开，宜四物汤去芍、地，加发炭三钱，龟板五钱，水煎服。如血水大下而不产者，是血干而胎滞，气虚推送无力，宜当归补血汤加人参、肉桂各一钱；甚者，去桂加附子三钱。此法时医不讲。

产后血晕，用醋炭熏鼻，老酒和童便饮之，不可放倒。如气血脱而晕者，必唇口、手足厥冷，以当归补血汤加参、附、干姜以回其阳；甚者，必用通脉四逆汤。如认作血晕治之，则死矣。

胎衣不下，用归身五钱，川芎三钱，水煎服；或血入衣中，胀而不下，宜清酒送下失笑散。

产后发热，有外感者，照常法治之。如无外感，用当归补血汤。

血块痛，宜四物汤倍当归，去地黄，加牛膝、桃仁、肉桂、青皮、醋炒大黄下之。

产后泄泻，不可利水，只用补中益气汤加减。

产后大便不通，宜八珍汤加桃仁、杏仁。

子宫下坠，乃劳力所伤也，宜补中益气汤加附子。玉门不闭治同。

产后瘀血不行，腹痛者，宜当归四钱，川芎二钱，炮姜、炙草各一钱，桃仁七枚，酒、水各半煎，名生化汤。

产后感风成痉，口噤，角弓反张，无汗者，名刚痉，宜荆芥穗一两，以童便煎灌之，或桂枝汤加葛根三钱；有汗为柔痉，宜桂枝汤加瓜蒌根三钱。二痉属虚者，以十全大补汤加柴胡、钩藤、瓜蒌、竹沥、姜汁；如汗多，加附子。

产后喘促，口鼻起黑气，为瘀血入肺，不治。或用人参一两，苏木三钱，水煎顿服。若厥冷自汗，必用通脉四逆汤进二三剂，厥回脉复可治。

妇人杂病

经水不调属虚者，乃冲任之血不足，宜服归脾汤二十剂，再以海螵蛸四两，茜草一两，以雀卵为小丸，空心以鲍鱼汁送下一钱五分，或无雀卵，以鸡肝代之，当归汤下亦可。经水不调属实者自有实症、实脉可验，宜四物汤加醋炒大黄、香附、桃仁、丹皮、青皮、红花之类。经水不调因郁而致者，宜加味逍遥散。

妇人肥而不妊，乃子宫脂满，宜四物汤去地黄，加香附、半夏、贝母，以益母膏为丸。如瘦而不妊者，乃气血两虚，宜八珍汤加菟丝子、川椒、鹿茸、杜仲为丸。

妇人带病，皆由中土亏损，带脉不能收引，以致十二经脉因而内陷也，宜六君子汤加炮姜以补脾，甚者以补中益气汤以提之。或以椿根皮、黄柏、牡蛎粉，醋糊为丸，间服以涩之。

伤　　寒

伤寒以六经为主，太阳、阳明、少阳为三阳，太阴、少阴、厥阴为三阴，病症百出无常。总范围于六经之内，仲景所以为万世师也。昔人谓三百九十七法，而不知其字字皆法也；谓一百一十三方，而不知一方可该数方，不必如许之多；方外有方，不仅如是之少也。余治杂病亦随俗，采取时方，唯于伤寒一门，非此方不能以治此病，非此药不可以名此方，不敢少有迁就。兹挈其要领，先为入门之导，再授以仲景书，便知有下手工夫矣。

太阳

为寒水之经，主一身之表。

何谓太阳经证？曰：头痛，项强，发热，恶寒是也。有虚邪、实邪之辨。

脉缓，自汗，恶风为虚邪，宜桂枝汤。

如八九日，过经不解，如疟状，面热，身痒，以其不得小汗故也，宜桂枝麻黄各半汤。因前此未汗，不得不发其汗；因日数颇久，故小发其汗。

如服桂枝汤，大汗后，形如疟，日再发者，以余邪未尽故也，宜桂枝二麻黄一汤。大汗之后，不得再行大汗之法，而余邪未尽，不可不从汗而竭之，但药品宜轻耳。

脉浮紧，无汗，恶寒，为实邪，宜麻黄汤。

如无汗，烦躁者，加石膏、姜、枣，名大青龙汤。

如干呕而咳，去杏仁，加五味子、干姜、半夏、细辛、芍药，名为小青龙汤。此二汤即麻黄汤之加减。昔人以麻黄汤、大青龙汤、桂枝汤分三大纲，何其谬欤！

按：此二法，治表中之表也。时法冬月以加味香苏饮代上二方，三时感冒以九味羌活汤代上二方，与仲景法不甚合，然好尚如斯，亦无可奈何耳。

何谓太阳腑症？曰：表邪不去，必入于里，膀胱为表中之里也。有蓄水、蓄血之辨。

太阳证，其人口渴，烦躁，不得眠，脉浮，小便不利，水入即吐，为膀胱蓄水证，宜五苓散。

太阳证，其人如狂，小腹硬满，小便自利，脉沉，为膀胱蓄血证，古用抵当汤、丸，今畏其峻不敢用。宜桃仁承气汤。

按：此二法，治表中之里也。

何谓太阳变证？曰：汗下失宜，从阴从阳之不一也。

不应下而下之，续得下利清谷，身疼痛，宜四逆汤，以救清谷之里；又以桂枝汤，以救身疼痛之表。

病发热头痛，脉反沉，若不差，身体疼痛，当救其里，宜四逆汤。

大汗，大下利而厥冷者，四逆汤主之。

太阳病，发汗太过，遂漏不止，其人恶风，小便难，四肢微急，难以屈伸，桂枝加附子汤主之。

太阳病，发汗太过，动其营血，而卫邪反内伏，其人仍发热，心下悸，头眩，身瞤动，振振欲擗地者，少阴证误用大青龙汤同例。真武汤主之。

以上言汗下太过，伤正而虚其阳，阳虚则从少阴阴化之证多，以太阳、少阴为表里也。

阳盛于内，误服桂枝汤，大汗出后，大烦大渴不解，脉洪大者，白虎加人参汤主之。

伤寒若吐若下后，七八日不解，热结在里，表里俱热，时时恶风，大渴，舌上干燥而烦，欲饮水数升者，白虎加人参汤主之。

伤寒不大便六七日，为里证；头痛，有热，为表症。外不解，由于内不通也，下之，里和而表自解矣，与承气汤。

病人烦热，汗出则解，又如疟状，日晡所发热，属阳明也，脉实者宜下之，与大承气汤；脉虚者，宜发汗，与桂枝汤。

发汗后，恶寒者，虚故也；不恶寒，但热者，实也，当和胃气，与调胃承气汤。

太阳病未解，脉阴阳俱停。停者，沉滞不起也。阴阳者，尺寸也。先振栗，汗出乃解，但阳脉微者，先汗而解；但阴脉微者，下之而解。若欲下之，宜调胃承气汤。脉微不可汗下，此“微”字即上文“停”字也。

以上言汗下失宜，热炽而伤其阴，阴伤则从阳明阳化之证多，以太阳、阳明递相传也。

何谓发汗、利水为治太阳两大门？曰：邪伤太阳，病在寒水之经也，驱其水气以外出则为汗，逐其水气以下出，后为黄涎蓄水，前为小便长。

太阳为寒水之经，邪之初伤，必须发汗，麻黄汤发皮肤之汗，桂枝汤发经络之汗，葛根汤发肌肉之汗，小青龙汤发心下之汗，大青龙汤发其内扰胸中之阳气而为汗，此发汗之五法也。

若汗之而不能尽者，则为水。水在心下，干呕而咳，宜小青龙汤；发热而烦，渴欲饮水，水入即吐，名曰水逆，宜五苓散；汗后心下痞硬，干噫食臭，胁下有水气，腹中雷鸣，下利者，病势虽在腹中，而病根犹在心下，宜生姜泻心汤。此水气在上焦，在上者汗而散之也。若妄下之后，自心上至小腹硬满而痛不可近，水与气所结。脉迟，名大结胸，宜大陷胸汤；若项亦强，如柔痉之状，宜大陷胸丸。程郊倩谓病势连甚于下者主以汤，病势连甚于上者主以丸是也。若其结止在心下，按之始痛，脉浮滑，名小结胸，邪气尚在脉络，宜小陷胸汤；若无热症，名寒实结胸，宜三物白散；若心下痞硬满，引胁下痛，干呕，短气，汗出，不恶寒，三焦升降之气阻格难通，宜十枣汤，此水气在中焦，中满泻之于内也。若头痛项强，翕翕发热，无汗，心下满，微痛，小便不利者，因膀胱之水不行，营卫不调，不能作汗，宜以桂枝去桂加茯苓白术汤治之，是水气在下焦，在下者引而竭之是也。

阳明

主里。外候肌肉，内候胃中。

何谓阳明经证？曰：身热，目痛，鼻干，不得眠，反恶热是也。有未罢太阳、已罢太阳之辨。

若兼见头痛恶寒，是太阳证未罢，自汗，脉缓，宜桂枝汤；项背几几者，桂枝加葛根汤主之。无汗，脉浮者，宜麻黄汤；项背几几者，葛根汤主之。

若无头痛恶寒，但见壮热口渴，是已罢太阳，为阳明经之本症，宜白虎汤主之。

何谓阳明腑证？曰：潮热，谵语，手足腋下濈然汗出，腹满，大便硬是也。有太阳阳明、少阳阳明、正阳阳明之辨。

本太阳证，治之失法，亡其津液，致太阳之热乘胃燥而转属阳明，其症小便数，大便硬，《伤寒论》谓之脾约，宜麻仁汤。以上太阳阳明。

本少阳病，治之失法，亡其津液，致少阳之邪乘胃燥而转属阳明，为大便结燥，《伤寒论》谓为大便难，以蜜煎胆汁导之。以上少阳阳明。

病人阳气素盛，或有宿食，外邪传入，遂归于胃腑，《伤寒论》谓为胃家实，宜以三承气汤下之。以上正阳阳明。

愚按：阳明在经，未离太阳，宜汗之；既离太阳，宜清之。在腑，审其轻重下之。若在经、腑之界，汗之不可，清之不可，下之不可，宜用吐法。柯韵伯云：除胃实症，其余如虚热，咽干，口干，口苦，舌苔[1]，腹满，烦躁不得卧，消渴而小便不利，凡在胃之外者，悉是阳明表证。仲景制汗剂，是开太阳表邪之出路；制吐剂，是引阳明表邪之出路，当以栀子豉汤吐之，使心腹之浊邪上出于口，一吐则心腹得舒，表里之烦热悉除矣。烦热既除，则胃外清，自不致胃中之实，

① 舌苔：下疑有脱文。

所以为阳明解表之圣剂。

少阳

主半表半里。

何谓少阳经证？曰：口苦，咽干，目眩是也。有虚火、实火二证之辨。

寒热往来于外，胸胁苦满，默默不欲食，心烦喜呕，为虚火证，宜小柴胡汤。

寒热往来于外，心中痞硬，郁郁微烦，呕不止，为实火证，宜大柴胡汤。

何谓少阳腑证？曰：少阳主寒热，属于半表则为经，属于半里则为腑，其症虽无寒热往来于外，而有寒热相搏于中，有痞、痛、利、呕四症之辨。

因呕而痞，不痛者，半夏泻心汤。

胸中有热而欲呕，胃中有邪气而腹中痛，宜黄连汤。

邪已入里，则胆火下攻于脾而自利，宜黄芩汤；胆火上逆于胃而为呕，宜黄芩加半夏、生姜汤。

以上四方寒热攻补并用，仍不离少阳和解法。

传经发明

按：宋、元以后，医书皆谓邪从三阳传入俱是热证，惟有下之一法。论中四逆、白通、理中等方，俱为直中立法。何以谓之直中？谓不从三阳传入，径入三阴之脏。惟有温之一法。凡传经俱为热证，寒邪有直中而无传经。数百年来相沿之说也。余向亦深信其然，及临证久之，则以为不然。“直中”二字，《伤寒论》虽无明文，而直中之病则有之。有初病即见三阴寒证者，即宜大温之；有初病即见三阴热证者，即宜大凉之、大下之，是寒热俱有直中，世谓直中皆为寒证者非也。有谓递次传入三阴尽无寒证者，亦非也。盖寒热二气，盛则从化，余揆其故则有二：一从病体而分，一从误药而变。何则？人之形有厚薄，气有盛衰，脏有寒热，所受之邪每从其人之脏气而为热化、寒化。今试譬之于酒，酒取诸水泉，寒物也；酒酿以曲蘖，又热物也。阳脏之人过饮之，不觉其寒，第觉其热，热性迅发，则吐血、面疮诸热证作矣；阴脏之人过饮之，不觉其热，但觉其寒，寒性凝滞，则停饮、腹胀、泄泻诸寒证作矣。知此，愈知寒热之化由病人之体而分也。何谓误药而变？凡汗下失宜，过之则伤正而虚其阳，不及则热炽而伤其阴。虚其阳，则从少阴阴化之证多，以太阳、少阴相表里也；伤其阴，则从阳明阳化之证多，以太阳、阳明递相传也。所谓寒化、热化，由误治而变者此也。至云寒邪不相传，更为不经之说，仲景云：下利，腹胀满，身体疼痛者，先温其里，乃攻其表，温里宜四逆汤，攻表宜桂枝汤。此三阳阳邪传入三阴，邪从阴化之寒证也。如少阴症下利，白通汤主之，此太阴寒邪传入少阴之寒症也；如下利清谷，里寒外热，汗出而厥者，通脉四逆汤主之，此少阴寒邪传入厥阴之寒证也。谁谓阴不相传，无阳从阴化之理乎？

太阴

为湿土，纯阴之脏也。病入太阴，从阴化者多，从阳化者少。

何谓太阴之邪从阴化？《伤寒论》云：腹满，吐食，自利，不渴，手足自温，时腹自痛是也。宜理中汤、丸主之。不愈，宜四逆辈。

何谓太阴之邪从阳化？《伤寒论》云：发汗后不解，腹痛，急下之，宜大承气汤是也。又曰：腹满时痛，属太阴也。时痛者，谓腹时痛时止，桂枝加芍药汤主之。大实痛者，大便坚实而痛，桂枝加大黄汤主之。

少阴

肾中水火同具，邪伤其经，或从水化而为寒，或从火化而为热。二证俱以脉沉细，但欲寐为提纲。

何谓少阴之邪从水化而为寒？曰：脉沉细而微，但欲寐，背恶寒，口中和，腹痛，下利清谷，小便白是也，宜用回阳法。而回阳中首重在温剂，又有交阴阳、微发汗，共成三法。

少阴病，寒邪始伤，是当无热，而反发热，为太阳之标阳外呈；脉沉，为少阴之生气不升。恐阴阳内外不相接，故以熟附助太阳之表阳，而内合于少阴；麻、辛启少阴之水阴，而外合于太阳。仲景麻黄附子细辛汤非发汗法，乃交阴阳法。以上交阴阳法。

少阴病，自始得以至于二三日，俱无里证，可知太阳之表热非汗不解，而又恐过汗以伤肾液，另出加减法，取中焦水谷之津而为汗，则内不伤阴，邪从表解矣。仲景麻黄附子甘草汤，变交阴阳法而为微发汗法。以上微发汗法。

手足厥冷，吐利，小便复利，下利清谷，内寒外热，脉微欲绝者，宜四逆汤。

里寒外热，面赤，或腹痛，或干呕，或咽痛，利止脉不出，汗出而厥，宜通脉四逆汤。

少阴下利，宜白通汤。利不止，厥逆无脉，干呕，烦，白通加猪胆汁汤主之。服药后，脉暴出者死，微续者生。

汗下后不解，烦躁者，茯苓四逆汤主之。

少阴病，二三日不已，至四五日，腹痛，小便不利，四肢沉重疼痛，自下利，此为水气，咳，小便利，下利，呕四症，或有或无，因症下药，宜真武汤。

少阴病，得之二三日，口中和，其背寒者，太阳之阳虚，不与少阴之君火相合。当灸之。

又身体痛，君火之气不能周遍于一身，手足寒，君火之气不能充达于四肢，骨节痛，君火之神机不能游行以出入。脉沉者，君火之神机不能自下而上，一为阳虚，责在太阳之阳气虚，不能内合。一为阴虚，责在少阴之君火内虚，神机不转。千古医家辄云阴虚、阳虚，其亦悟此理否？皆以附子汤主之。

少阴病，吐利，神机不能交会于中土。手足厥冷，中土气虚，不能达于四肢。烦躁欲死者，少阴神机挟寒而逆于经脉，心脉不能下交于肾则烦，肾脉不能上通于心则躁，吴茱萸汤主之。

以上用温剂法。

何谓少阴之邪从火化而为热？曰：脉沉细而数，但欲寐，而内烦外躁，或不卧，口中热，下利清水，小便赤是也。宜用救阴法。而救阴中又有补正、攻邪之异。

少阴病二三日，咽痛者，可与甘草汤；不差，与桔梗汤。

少阴病，咽中伤，生疮，不能言语，声不出者，苦酒汤主之。

少阴病，咽中痛，半夏散及汤主之。

少阴病，下利，咽痛，胸满，心烦者，猪肤汤主之。

少阴病，得之二三日以上，心中烦，不得卧，黄连阿胶汤主之。

少阴病，下利六七日，咳而呕渴，心烦不得眠者，猪苓汤主之。

少阴病，二三日至四、五日，腹痛，小便不利，下利，便脓血，桃花汤主之。

以上皆以补正为救阴法。

少阴病，得之二三日，口燥舌干者，急下之，宜大承气汤。柯注云：热淫于内，因而转属阳明，胃火上炎，故口燥舌干，急下之，谷气下流，津液得升矣。

少阴病，六七日，腹胀，不大便者，急下之，宜大承气汤。柯注云：得病六七日，当解不解，津液枯涸，因转属阳明，故腹胀不大便，宜于急下者，六七日来阴虚已极，恐土实于中，心肾不交而死也。

少阴病，自利清水，色纯青，心下必痛，口干燥者，急下之，宜大承气汤。柯注云：是土燥火炎，脾气不濡，胃气反厚，水去而谷不去，故宜急下。

以上皆以攻邪为救阴法。

厥阴

为风木之脏，从热化者多，从寒化者少，以木中有火故也。

何谓厥阴证？曰：《伤寒论》云：厥阴之为病，消渴，火盛，气上撞心。气逆即火逆。心中疼热，火邪入心。饥火能消物。而不欲食，木克土故。食则吐蛔，虫为风化，一闻食臭则上入于膈而吐出。下之，利不止，误下伤胃是也。柯注云：两阴交尽名厥阴，宜无热证。然厥阴主肝，而胆藏于内，则厥阴热症皆少阳之火内发也。要知少阳、厥阴同一相火，相火郁于内，是厥阴病；相火出于表，为少阳病。少阳咽干即厥阴消渴之机，胸胁苦满即气上冲心之兆，心烦即疼痛之初，不欲食是饥不欲食之根，喜呕即吐蛔之渐，故少阳不解转属厥阴为病危，厥阴病衰转属少阳为欲愈。

乌梅丸为厥阴证之总方，吐蛔，久利尤佳。

病初起，手足厥冷，脉微欲绝，宜当归四逆汤。有久寒，加生姜、吴茱萸，酒、水各半煎。以相火寄于肝经，虽寒而脏不寒，故先厥者后必发热，手足愈冷，肝胆愈热，故云厥深热亦深也，姜、附不可妄投。

脉结、脉缓时一止曰结，《活人》云：阴盛则结。代，脏气败，其脉动而中止，不能自还，而他脏代之。心动悸，心气不宁。炙甘草汤主之。愚按：他经亦有此症，是阳气大虚，虚极生寒，非姜、附、肉桂不为功。若用此药，是速其死也。惟厥阴证，肝中之相火本少阳之生气，而少阳实出坎宫之真阴，即经所谓“阳予之正，阴为之主”是也。按：前言表证而手足厥逆，此言里证而脉结代，虽为厥阴寒化，终不用姜、附大热之品，以厥阴之脏相火游行于其间故也。

脉微欲绝，不可下。若脉滑而厥，是内热郁闭，所谓厥应下之是也。下之是下其热，非下其实。泄利下重者，四逆散；欲饮水数升者，白虎汤，皆所以下无形之邪也。若以承气下之，利不止矣。

热利下重者，白头翁汤主之。

下利欲饮水者，热也，白头翁汤主之。

以上治热化之法。

厥者必发热，热与厥相应，热深厥亦深，热微厥亦微，此四症是厥阴伤寒之定局。先热后厥，厥热往来，厥多热少，热多厥少，此四症是厥阴伤寒之变局，皆因其人阳气多少而然。

乘脾、乘肺二症宜辨。一曰伤寒腹满，经云：诸腹胀大，皆属于热。此由肝火也。谵语，经云：肝气盛则多言。寸口脉浮而紧，即弦脉，此肝乘脾也，名曰纵，刺期门。一曰伤寒发热，啬啬恶寒，肺主皮毛，此症因无头痛项强，知其非太阳病，为肺虚。渴欲饮水，无白虎证而欲饮，知为肺虚。腹满，无承气症而腹满，知肺虚不能通调水道。此肝乘肺也。肺金虚不能制木，肝[①]寡于畏，侮所不胜也，名曰横，刺期门。肝有亢火，随其实而泻之。

伤寒阳脉涩，阴脉弦，法当腹中急痛，此亦肝乘脾也。先与小建中汤，平肝以补脾。不差者，中气虚而不振，邪尚流连，与小柴胡汤主之。令木邪直走少阳，使有出路，所谓阴出之阳则愈也。

伤寒厥而心下悸者，宜先治水，当服茯苓甘草汤，却治其厥。不尔，水渍人胃，必作利也。柯注云：此亦肝乘肺也，虽不发热恶寒，亦木实金虚，水气不利所致。上节腹满，是水在中焦，故刺期门以泄其实；此水在上焦，故用茯苓甘草汤以发其汗。此方是化水为汗，发散内邪之剂，即厥阴治厥之剂也。

① 肝：原作“肺”，据文义改。

太阳方

桂枝汤

桂枝　白芍各三钱　甘草二钱，炙　生姜三钱，切片　大枣四枚

水二杯，煎八分，温服，服后少顷，啜粥一杯，以助药力，温覆微似汗。若一服病止，不必再服。若病重者，一日夜作三服。

麻黄汤

麻黄三钱，去根节　桂枝二钱　杏仁去皮尖，二十三枚　甘草一钱

水三杯，先煮麻黄至二杯，吹去上沫，纳诸药，煎八分，温服，不须啜粥，余将息如前法。

大青龙汤

麻黄六钱，去根节　桂枝二钱　甘草二钱，炙　杏仁去皮尖，十二枚　生姜三钱，切片　大枣四枚　石膏四钱五分，碎，以绵裹

水四杯，先煮麻黄至二杯半，去上沫，纳诸药，再煮八分，温服，温覆取微似汗。汗出多者，以温粉白术、煅牡蛎、龙骨研末扑之。若汗多亡阳者，以真武汤救之。

小青龙汤

麻黄去根节　白芍　干姜不炒　甘草　桂枝各二钱　半夏三钱　五味子一钱　细辛八分

水三杯半，先煮麻黄至二杯半，去沫，纳诸药，

煎八分，温服。若渴者，去半夏，加瓜蒌根二钱。若噎者，去麻黄，加附子一钱五分。小便不利，小腹痛满，去麻黄，加茯苓四钱。若喘者，去麻黄，加杏仁二十一枚。按：论云若微利者，去麻黄，加芫花。今芫花不常用，时法用茯苓四钱代之，即猪苓、泽泻亦可代也。但行道人当于方后注明。

桂枝二麻黄一汤

桂枝麻黄各半汤

按：近传《伤寒论》有分两，理宜两汤各煎听用。如各半汤，则各取其半而合服之；如二一汤，则取桂枝汤二份，麻黄汤一份，合而服之。犹水陆之师，各有节制，两军相为表里，异道夹攻之义。后人等其分两，合为一方，与葛根、青龙辈何异？

五苓散

泽泻一两六铢　猪苓　茯苓　白术各十八铢　桂枝半两

共为末，以米饮和服二钱五分，日三服，多饮暖水以出汗。

抵当汤

水蛭熬　虻虫去翅足，熬，各十二个　大黄三钱　桃仁七个

水一杯半，煎七分服；不下，再服。

桃仁承气汤

桃仁十六粒，去皮尖　大黄四钱　甘草　桂枝各二钱

芒硝二钱

水二杯，煎八分，去滓，入芒硝，煎微沸，温服。

四逆汤、真武汤俱见下少阴

桂枝加附子汤

白虎加人参汤即白虎汤加人参一钱　调胃承气汤、大承气汤俱见下阳明

生姜泻心汤

生姜二钱　炙草　人参　黄芩各一钱五分　半夏一钱　干姜　黄连各五分

水煎服。

大陷胸汤

大黄二钱　芒硝一钱　甘遂末三分

水一杯，先煮大黄至六分，去滓，入芒硝煮二沸，纳甘遂末服，得快，勿再服。

大陷胸丸

大黄四钱　葶苈子熬　芒硝　杏仁各一钱五分

捣为丸，如弹子大，每用一丸，入甘遂末三分，白蜜半匙，水一杯，煎半杯，温服，一宿乃下；如不下，更服，以下为度。

小陷胸汤

黄连一钱　半夏二钱　瓜蒌实三钱

水一杯半，先煮瓜蒌至一杯，入二味，再煎至七分服，微下黄涎。

三物白散

桔梗　贝母各四钱二分　巴豆一钱二分，去心，熬黑

共为末，以白饮和服一钱一分，羸者七分。病在膈上必吐，在膈下必利。不利，进热粥一杯；利不止，进冷粥一杯。

十枣汤

芫花熬　甘遂　大戟各等分　异筛，秤末合和之，水二杯，先煮大枣十枚，至七分，去滓，强人纳药末七八分，羸人五六分，平旦服。若下少，病不除，明日更服，加三分。利后糜粥自养。

桂枝去桂加茯苓白术汤

芍药　生姜　茯苓　白术各三钱　炙草二钱　大枣四枚

水煎温服。小便利则愈。

阳明方

桂枝加葛根汤

即桂枝汤加葛根四钱

水三杯半，先煮葛根至二杯半，吹去沫，入诸药，煎至八分，温服。不须啜粥。

葛根汤

葛根四钱　麻黄三钱　生姜三钱　甘草二钱　桂枝二钱　大枣四枚　白芍二钱

水三钟半，先煮麻黄、葛根至二钟，去沫，入诸药，至八分，温服，微似汗。不须啜粥。

栀子豉汤

栀子七枚，生用　香豉三钱

水三钟，先煮栀子至一钟半，入香豉，煮七分，温服，一服得吐，不用再服。

葛根加半夏汤

即葛根汤加半夏二钱

白虎汤

石膏八钱，碎，绵裹　知母三钱　炙草一钱　粳米四钱

水三杯，煎一杯服。

麻仁丸

麻仁另研　芍药　枳实炒　厚朴炙，各五两　杏仁五两半，研作脂　大黄一斤，蒸焙

上为末[1]，炼蜜丸，如梧子大，米饮送十丸，渐加，以知为度。此方分两照脾约丸。

蜜煎导方

蜜一杯，于铜器内煮如饴状，取纸卷作挺子，以线扎之，以蜜厚包之如指许，长二寸，微热纳入谷道，以手急抱，欲大便时乃去之。时法蘸些皂角末。

猪胆汁导方

猪胆一枚，和醋少许，以竹管灌入谷道中，如一食顷，当大便，出宿食恶物，甚效。

---

① 上为末：原缺，据上海图书集成本补入。

调胃承气汤

大黄四钱，清酒润　炙草二钱　芒硝三钱

水二杯半，先煮大黄、甘草，取一杯，去滓，入芒硝，微煮令沸，少少温服之。

小承气汤

大黄四钱　厚朴　枳实各三钱

水二杯，煎八分服。初服当更衣；不尔者，再煮服。若更衣，勿服。

大承气汤

大黄二钱，酒润　厚朴四钱　枳实　芒硝各二钱

水三杯，先煮枳实、厚朴至一杯半，去滓，纳大黄，煮一杯，去滓，纳芒硝，微火煮一二沸服。得下勿再服。

少阳方

小柴胡汤

柴胡四钱　人参　黄芩　炙草　生姜各一钱五分　半夏二钱　大枣二枚

水三钟，煎一钟半，去滓，再煎八分，温服，一日夜作三服。胸中烦而不呕者，去半夏、人参，加瓜蒌二钱；渴者，去半夏，加人参七分，瓜蒌根二钱；腹中痛者，去黄芩，加芍药一钱半；胁下痞硬，去大枣，加牡蛎二钱；心下悸，小便不利者，去黄芩，加茯苓二钱；不渴，外有微热者，去人参，加桂枝一钱五分，温覆取微似汗，愈；咳者，去人参、大枣、生

姜，加五味子一钱，干姜一钱半。

大柴胡汤

柴胡四钱　半夏二钱　黄芩　芍药　枳实各钱半　大枣二枚　生姜二钱五分

一本有大黄五分。水三钟，煎八分，温服，一日夜作三服。

半夏泻心汤

半夏三钱　黄芩　干姜　炙草　人参各一钱五分　黄连五分　大枣二枚

水三杯，煎一杯半，去滓，再煎八分，温服。

黄连汤

黄连　炙草　干姜　桂枝各一钱五分　人参一钱　半夏二钱　大枣二粒

水二杯，煎七分，温服。

黄芩汤

黄芩三钱　炙草　芍药各二钱　大枣三粒

水煎服，日二夜一。

黄芩加半夏生姜汤

即前方加半夏二钱，生姜三钱。

太阴方

理中丸方

人参　白术　甘草　干姜各三两

共研末，蜜丸，如鸡子黄大，研碎，以沸汤服一丸，日三四服。服后啜热粥，以腹热为度。或用各三钱，水三钟，煎八分，温服，服后啜热粥。若脐上筑者，去术，加桂；吐多者，去术，加生姜二钱；下多者，还用术；悸者，加茯苓；渴欲饮水者，加术；腹痛，加人参；寒者，加干姜；腹满者，去术，加附子。服汤后如食顷，饮热粥，微自温，勿揭衣被。

桂枝加芍药汤

桂枝　生姜各三钱　大枣四枚　芍药六钱　炙草二钱

水三杯，煎一杯服。

桂枝加大黄汤

桂枝　生姜各三钱　芍药六钱　炙草二钱　大黄七分　大枣四枚

水三杯，煎八分服。

少阴方

麻黄附子细辛汤

麻黄去节　细辛各三钱　附子一钱五分

水三钟，先煮麻黄至二钟，去沫，入诸药，煎七分，温服。按：近医惑于“细辛用不过一钱”之邪说，余亦难以力挽之，此方只用一钱。

麻黄附子甘草汤

麻黄去节　甘草各三钱　附子一钱五分

煎法同上。

真武汤

茯苓　芍药　生姜各三钱　白术二钱　附子一

钱，炮

水三钟煎八分，温服。

四逆汤

甘草四钱，炙　干姜三钱　附子二钱，生用

水三钟，煎八分，温服。干姜再加三钱，名通脉四逆汤；加茯苓六钱，人参一钱，名茯苓四逆汤。

白通汤

干姜三钱　附子三钱，生用　葱白二根

水二钟，煎八分，温服。加猪胆汁一汤匙，人尿半汤匙，名白通加猪胆汁汤。

附子汤

附子二钱　茯苓三钱　人参二钱　白术四钱　芍药二钱

水二钟，煎八分，温服。

吴茱萸汤

吴茱萸三钱，汤泡　人参一钱半　大枣四粒　生姜六钱

水煎服。

甘草汤

甘草二钱

水二钟，煎一钟，分二次服。

甘草桔梗汤

甘草六钱　桔梗三钱

水三钟，煎一钟半，分二服。

苦酒汤

半夏一枚，生的，破十四片　鸡子一枚，去黄

纳半夏着苦酒中，以鸡子壳置刀环中，安火上，令三沸，去滓，少少含咽之。不瘥，再作三服。

猪肤汤

猪肤四两

水六杯，煎三杯，去滓，加白蜜半盏，米粉三钱，熬香，分三服。

半夏散及汤

半夏　桂枝　炙草各等分

为末，白饮和服二钱，日三服。不能服散者，用水一杯，煮七沸，入散三钱，更煮三沸，少冷，少少咽之。

黄连阿胶鸡子黄汤

黄连四钱　黄芩一钱　芍药二钱　阿胶三钱　鸡子黄一枚

水三杯，煎二杯，去滓，入胶烊尽，少冷，入鸡子黄，搅令相得，温服，一日三服。

桃花汤

赤石脂八钱，留一钱研末。干姜五分 粳米四钱

水三杯，煎八分，入石脂末一钱调服，日作三服。

大承气汤　见阳明篇

猪苓汤

猪苓　茯苓　泽泻　滑石　阿胶各三钱

水二杯，先煮四味至一杯，去滓，入胶煎烊服。

厥阴方

乌梅丸

乌梅九十三枚　细辛六钱　干姜一两　当归四钱　黄连一两六钱　附子六钱，炮　蜀椒四钱，炒　桂枝　人参　黄柏各六钱

各另研末，合筛之；以苦酒浸乌梅一宿，去核，饭上蒸之，捣成泥，入炼蜜，共捣千下，丸如梧子大，先饮食，白饮服十丸，日三服，渐加至二十丸。

当归四逆汤

当归三钱　桂枝　白芍各二钱　甘草炙　木通各一钱五分　细辛一钱　红枣五个，擘

水三杯，煎八分，温服。寒气盛者，加吴茱萸、生姜各二钱，老黄酒半杯，同煎服。

白头翁汤

白头翁一钱　黄连　黄柏　秦皮各一钱五分

水二钟，煎八分，温服。

炙甘草汤

炙草二钱　桂枝　生姜各一钱五分　人参一钱　火麻仁　麦门冬　阿胶各二钱　生地八钱　大枣四枚

水、酒各半煎。

四逆散

炙草　枳实　柴胡　芍药各等分

研末，白饮和服二钱，日三服。咳者，加五味子、

干姜各五分，并主下利；悸者，加桂枝五分；小便不利者，加茯苓五分；腹中痛者，加炮附子；泄利下重者，先以水五杯煮薤白，取三杯，去滓，入药末三钱，煮取一杯半，分温再服。

白虎汤　见阳明篇

小建中汤

芍药六钱　桂枝　生姜各三钱　炙草二钱　大枣四枚

水三杯，煎一杯，去滓，入饴糖，四钱，烊，温服。

茯苓甘草汤

茯苓　桂枝各二钱　炙草一钱　生姜二钱

水二杯，煎一杯服。

时方歌括

清·陈修园 撰
黄大理 俞宜年 俞白帆 校注

内容提要

陈修园（1753—1823），名念祖，号慎修，福建长乐人，清代著名医学家、教育家。《时方歌括》为陈修园的代表著作之一，约成书于嘉庆六年（1801）。全书分为上下2卷，共收录唐宋以后常用方剂108首，按性质分为补可扶弱、重可镇怯、轻可去实、宣可决壅、通可行滞、泄可去闭、滑可去著、涩可固脱、湿可润燥、燥可去湿、寒能胜热、热可制寒十二类。对各方的组成、主治、药理、加减一一解说。全书叙理简明扼要，文字通俗易懂，歌诀朗朗上口，尤适初学中医者参考。

校注说明

《时方歌括》，约成书于嘉庆六年（1801）。全书分为上下2卷，共收录唐宋以后常用方剂108首，按性质分为补可扶弱、重可镇怯、轻可去实、宣可决壅、通可行滞、泄可去闭、滑可去著、涩可固脱、湿可润燥、燥可去湿、寒能胜热、热可制寒十二类。对各方的组成、主治、药理、加减一一解说。全书叙理简明扼要，文字通俗易懂，歌诀朗朗上口，尤适初学中医者参考。

该书自问世以来，代有翻刻，讹误较多，今取善本校注，具体处理方法如下：

一、本次校注，以清宏文阁刻本（本衙藏板）为底本，以光绪三十四年（1908）上海章福记石印本为主校本。

二、底本中确系明显之错字、俗字，或笔划小误者，均予以径改，不出校记。如系底本错讹脱衍，需辨明者，则据校本改正或增删，并出校注明。

三、底本与校本不一，而文义均通者，不出校，悉从底本；难予以肯定何者为是者，原文不动，出校注明。

四、底本与校本有异，属底本讹误，均予以校补，出注说明。

五、陈氏诠释经典著作，引用原文常系摘引，凡此情况，不增补，不出校；陈氏引录他书文句常有删节，或缩写改动，凡不失原意者，均置之不论，以保持原貌。

六、底本目录与正文内容有异者，互相增补，出校说明。

七、凡属生僻字、词，加注音及注释。

八、凡属通假字，原文不动，首见出注说明。

九、由于版式更改，原方位词，如“左”、“右”等一律改作“下”、“上”，不出注。

十、凡属书名、篇名，一律加书名号，不出注。

十一、原书名卷前有署名“闽吴航陈念祖修园甫著，男元豹道彪古愚、元犀道照灵石同校字，”一并删去，不出注。

小 引

经方尚矣！唐宋以后始有通行之时方，约其法于十剂，所谓宣、通、补、泄、轻、重、滑、涩、燥、湿是也。昔贤加入寒、热，共成十有二剂。虽曰平浅，而亦本之经方。轻可散实，仿于麻黄、葛根诸汤；宣可决壅，仿于栀豉、瓜蒂二方；通可行滞，仿于五苓、十枣之属；泻可去闭，仿于陷胸、承气、抵当之属；胆导，蜜煎，滑可去着之剂也；赤石脂、桃花汤，涩可固脱之剂也；附子汤、理中丸，补可扶弱之剂也；禹余粮、代赭石，重可镇怯之剂也；黄连阿胶汤，湿可润燥之剂也；麻黄连翘赤小豆汤，燥可去湿之剂也；白虎、黄连、泻心等汤，寒可胜热之剂也；白通、四逆诸汤，热可制寒之剂也。余向者汇集经方而韵注之，名为《真方歌括》，限于赀[1]而未梓；善本虽多，而刀圭家每秘而弗传，大为恨事。辛酉岁，到直供职[2]，适夏间大雨，捧檄勘灾，以劳构疾，脉脱而厥，诸医

---

① 赀：财货，此指资金。

② 到直供职：1801 年陈修园任保定县令。保定，清代属直隶管辖，直隶，今河北。

无一得病情者，迨夜半，阳气稍回，神识稍清，自定方剂而愈。时温疟流行，因余之病而知误于药者堪悯焉！盖医者，生人之术也；一有所误，即为杀人。余滥竽人后①，诸多有志而未逮，而可以行其不忍人之心②，不必待诸异时者，医之为道也。向著《真方歌括》，非《内经》即仲景，恐人重视而畏远③之。每值公余，检阅时方，不下三千首。除杂沓肤浅之外，择其切当精纯，人所共知者，不可多得，仅一百八首而韵之，分为十二剂，以便查阅。又采集罗东逸、柯韵伯诸论及余二十年读书、临证独得之妙，一一详于歌后，颜曰《时方歌括》。为中人④以上立法，徐可引以语上之道也。至于张景岳《新方八阵》汇药治病，不足言方。缘一时盛行，余友林雨苍俯以从时⑤，韵既成帙⑥，共商注解，业经梓行，亦不遽弃，别其名曰《俗方歌括》。此三种者浅深高下，明者自知之。

嘉庆辛酉孟秋修园陈念祖题于保阳⑦差次

① 滥竽人后：继承医业于前贤之后。滥竽，成语。滥竽充数的简缩。此处表示自己有志继承医林前辈的一种谦虚说法。

② 不忍人之心：即恻隐、怜悯之心。

③ 畏远：畏惧经文之艰深，而产生远避的心理行为。

④ 中人：此处指医术、智能属于中等的医者。

⑤ 从时：服从时尚。

⑥ 韵既成帙（zhì）：歌括已经写成并装订成册。韵，指押韵的歌括；帙，套，此指整部书。

⑦ 保阳：保定的别称。

凡　例

是书前曾托名叶天士，今特收回。

是书论症治法悉遵古训，绝无臆说浮谈。以时法列于前，仲师法列于后，由浅入深之意也。

坊刻《万病回春》《嵩厓尊生》《古今医统》《东医宝鉴》等书，所列病症，不可谓不详；而临证查对，绝少符合；即有合处，亦不应验，盖以逐末而忘其本也。试观《内经》《难经》《伤寒论》《金匮要略》，每症只寥寥数语，何所不包，可知立言贵得其要也。此书如怔忡、头痛、历节诸症，非遗之也；怔忡求之虚痨，头痛有邪求之伤寒，无邪求之眩晕。虚痨、历节，寻其属风、属湿、属虚而治之，所以寓活法也。学医始基，在于入门。入门正则始终皆正，入门错则始终皆错。此书阐明圣法，为入门之准，不在详备，若得其秘诀，未尝不详备也。有症见于此，而治详于彼者；有论此症，而彼症合而并论者；有论彼症，绝未明言此症，而即为此症之金针者。实无他诀，唯其熟而已。熟则生巧，自有左右逢源之妙。

论中所列诸方，第三卷、第四卷俱载弗遗。唯《伤寒论》《金匮要略》方，非熟读原文，不能领会。此书偶有阙而未载者，欲人于原文中寻其妙义，阙之即所以引之也。阅者鉴余之苦心焉！

方后附论，或采前言，或录一得，视诸书较见简括，阅者自知。

目　录

卷上

卷下

卷　上

补可扶弱

一、四君子汤

治面色痿白，言语轻微，四肢无力，脉来虚弱者。若内热或饮食难化酸，乃属虚火，须加干姜。

二、六君子汤

治脾胃虚弱，痞满痰多。

三、香砂六君子汤

治气虚肿满，痰饮结聚，脾胃不和，变生诸症者。

四、五味异功散

健脾进食，为病后调补之良方。

苓术参甘四味同，人参、茯苓、白术各二钱，炙甘草一钱，加姜枣同煎，名四君子汤。方名君子取谦冲①，

增来陈夏痰涎涤，前方加陈皮一钱顺气，半夏二钱除痰，名六君子汤。再入香砂痞满通。六君子汤加木香、砂仁各八分，以

---

① 谦冲：指谦和药性。

行气消胀，名为香砂六君子汤。

水谷精微阴以化，饮食增则津液旺，充血生津，以复其真阴之不足。阳和布护气斯充。食入于阴，气长于阳，昼夜循环，周于内外。

若删半夏六君内，钱氏书中有异功。六君子汤内去半夏，名五味异功散。

陈修园曰：胃气为生人之本，参术苓草从容和缓，补中宫土气，达于上下四旁，而五脏六腑皆以受气，故一切虚证皆以此方为主。若加陈皮，则有行滞进食之效；再加半夏，即有除痰宽胀之功；再加木香、砂仁，则行气之药多于补守，凡肿满痰饮结聚等证无不速除，此犹人所易知也。而为数方之主，则功在人参。人皆曰：人参补气补阳，温药藉之以尽其力量。而余则曰：人参补阴养液，燥药得之，则臻于和平，故理中汤中姜术二味，气胜于味以扶阳，参草二味，味胜于气以和阴。此汤以干姜易茯苓，去其辛而取其淡，亦阴阳兼调之和剂也。凡医家病家俱重人参，全未识人参之性，皆不读《神农本草经》之过也。今录《本草经》原文而释之，或数百年之误，于兹而一正也乎！

按：《神农本草经》云：人参气味甘、微寒、无毒；主补五脏，安魂魄，止惊悸，除邪气；明目，开心，益智，久服轻身延年。原文只此三十七字。其提纲云：主补五脏，以五脏属阴也。精神不安、魂魄不定、惊悸不止，目不明，心智不足，皆阴虚为亢阳所扰也。今五脏得甘寒之助，则有安之、定之、止之、明之、开之、益之之效矣！曰邪气者，非指外邪而言，乃阴虚而壮火食气。火气即邪气也。今五脏得寒甘之助，则邪气除矣。余细按经文无一字言及温补回阳之性。仲景于汗吐下阴伤之症，用之以救津液；而一切回阳方中绝不加此。阴柔之品反缓姜附之功。故四逆汤、通脉四逆汤为回阳第一方，皆不用人参。而四逆加人参汤，以其利止亡血而加之也。茯苓四逆汤用之者，以其烦躁在汗下之后也。今人辄云：以人参回阳，此说倡自宋元以后，而大盛于薛立斋、张景岳、李士材辈；而李时珍《本草纲目》浮泛杂沓，愈乱经旨，学者必于此等书焚去，方可与言医道。

仲景一百一十三方中，用人参者只有一十八方：新加汤、小柴胡汤、柴胡桂枝汤、桂枝人参汤、半夏泻心汤、四逆加人参汤、茯苓四逆汤、生姜泻心汤、黄连汤、旋覆代赭石汤、干姜黄连黄芩人参汤、厚朴生姜半夏人参汤、白虎加人参汤、竹叶石膏汤、炙甘草汤，皆因汗吐下之后，亡其津液，取其甘寒以救阴也；抑或辛刚剂中，取其养阴以配阳，即理中汤、吴萸汤、附子汤三方之法也。

香砂六君子汤论

柯韵伯曰：经云：壮者气行则愈，怯者着而为病。

盖人在气交之中，因气而生，而生气总以胃气为本。食入于阴，长气于阳，昼夜循环，周于内外，一息不运，便有积聚，或胀满不食，或生痰留饮。因而肌肉消瘦，喘咳呕哕，诸症蜂起；而神机化绝矣。四君子，气分之总方也。人参致冲和之气，白术培中宫，茯苓清治节，甘草调五脏，诸气既治，病从何来？然拨乱反正，又不能无为而治①，必举夫行气之品以辅之，则补品不至泥而不行。故加陈皮以利肺金之逆气，半夏以疏脾土之湿气，而痰饮可除也；加木香以行三焦之滞气，砂仁以通脾肾之元气，而膹郁可开也。四君得四辅而补力倍宣；四辅有四君而元气大振，相须而益彰者乎！

五、补中益气汤

治阴虚内热，头痛口渴，表热自汗，不任风寒，脉洪大，心烦不安，四肢困倦，懒于言语，无气以动，动则气高而喘。

补中参草术归陈，芪得升柴用更神，黄芪蜜炙钱半，人参、甘草、炙白术各一钱，陈皮、归身各五分，升麻、柴胡各三分，加姜枣煎。

劳倦内伤功独擅，阳虚外感亦堪珍。

柯韵伯曰：仲景有建中、理中二法。风木内干于中气，用建中汤；寒水内凌于中气，用理中汤。

① 无为而治：顺从自然规律去做的意思。

至若劳倦形气衰少，阴虚而生内热，阴者，太阴也。表症颇同外感，唯东垣知其为劳倦伤脾，谷气不盛，阳气下陷于阴中而发热，故制补中之剂，得发表之品，而中自安，益气之剂赖清气之品而气益倍，此用药相须之妙也。是方也，用以补脾，使地道卑而上行，亦可以补心肺，损其肺者益其气，损其心者调其荣卫也。亦可以补肝，木郁则达之也。唯不宜于肾，阴虚于下者，不宜升；阳虚于下者，更不宜升也。

六、当归补血汤

血虚心热有奇方，古有当归补血汤，

五倍黄芪归一分，分去声。黄芪一两，当归二钱五分，水煎服。真阴濡布主之阳。

陈修园曰：凡轻清之药，皆属气分；味甘之药，皆能补中。黄芪质轻而味微甘，故能补益。《神农本草经》以为主治大风，可知其性矣。此方主以当归之益血，倍用黄芪之轻清走表者为导，俾血虚发热郁于皮毛而不解者，仍从微汗泄之。故症象白虎，不再剂而热即如失也。元人未读《本经》，此方因善悟暗合，其效无比。究之天之仁爱斯民，特出此方，而假手于元人，非元人识力所可到也。吴鹤皋以阳生阴长为解，亦是庸见，故特详之。

七、保元汤

治气血虚弱之总方也。小儿惊、痘家虚甚最宜。

补养诸汤首保元，参芪桂草四般存，黄芪三钱，人参二钱，甘草一钱，肉桂春夏三分，秋冬六七分，水煎服。

大人虚损儿痘科，二气持纲肾气为先天真元之气，胃气为后天水谷之气。语不烦。

柯韵伯曰：保元者，保守其元气之谓也。气一而已，主肾为先天真元之气，主胃为后天水谷之气者，此指发生而言也。又水谷之精气，行于经隧为营气；水谷之悍气，行于脉外为卫气；大气之积于胸中，而司呼吸者为宗气；是分后天运用之元气而为三也。又外应皮毛，协营卫而主一身之表者，为太阳膀胱之气；内通五脏，司治节而主一身之里者，为太阴肺金之气；通行内外，应腠理而主一身之半表半里者，为少阳三焦之气，是以先天运行之元气而为三也。此方用黄芪和表，人参固里，甘草和中，三气治，而元气足矣。昔李东垣以此三味能泻火、补金、培土，为除烦热之圣药，镇小儿惊，效如桴鼓。魏桂岩得之，以治痘家阳虚，顶陷，血虚浆清，皮薄发痒，难灌难敛者，始终用之，以为血脱须补气，阳生则阴长，有起死回生之功，故名之为保元也。又少佐肉桂，分四时之气而增损之，谓桂能治血以推动其毒，扶阳益气以充达周身。血在内，引之出表，则气从内托；血外散，引之归根，则气从外护。参、芪非桂引导，不能独树其功；桂不得甘草和平血气，亦不能绪其条理，要非浅见寡闻者，能窥其万一也。四君中，不用白术、避其燥，不用茯苓，恐其渗也。用桂而不用四物者，恶芎之辛散，归之湿润，芍之苦寒，地黄之泥滞故耳。如宜燥则加苓术，宜润加归，除烦加芍，散表加芎，斯又当理会矣。

八、独参汤

治元气虚而不支，脉微欲绝及妇人血崩，产后血晕。

功建三才得令名，参者，叁也。其功与天、地、人并立为三，故名叁。脉微血脱可回生，

人参煎取稠粘汁，专任方知气力宏。柯韵伯云：世之用参者，或以些少姑试之，或加他味以监制之，其权不重、力不专，人何赖以生？

陈修园曰：阴虚不能维阳，致阳气欲脱者，用此方救阴以留其阳。若阳气暴脱，四肢厥冷，宜用四逆汤辈；若用此汤，反速其危。故古人多用于大汗、大下之后，及吐血、血崩、产后血晕诸症。今人以人参大补阳气，皆惑于元人邪说及李时珍《纲目》等书。不知人参生于上党山谷、辽东、幽冀诸州，背阳向阴，其味甘中带苦，其质柔润多液，置于日中，一晒

便变色而易蛀，其为阴药无疑，读《神农本草经》者自知。

九、四物汤

治一切血症热，血燥诸症。

十、八珍汤

气血双补。

四物归地芍川芎，血症诸方括此中。当归（酒洗），熟地各三钱，白芍二钱，川芎一钱半。

若与四君诸品合，参术苓草。双疗气血八珍崇。四君补气，四物补血。

陈修园曰：四物汤皆纯滞之品，不能治血之源头[①]；即八珍汤气血双补，亦板实不灵。必善得加减之法者，方效。

十一、十全大补汤

气血双补、十补不一泻法。

十二、人参养荣汤

治脾肺俱虚，发热恶寒，肢体瘦倦，食少作泻等症。若气血两虚，变见诸症，勿论其病，勿论其脉，但用此汤，诸症悉退。

---

① 源头：指气。

桂芪加入八珍煎，大补功宏号十全，八珍加黄芪肉桂名十全大补汤。

再益志陈五味子，去芎辛窜养荣专。十全大补汤去川芎加陈皮、五味子、远志，名人参养荣汤。方用白芍一钱五分，人参、白术、陈皮、炙芪、茯苓、当归、桂心、炙草各一钱，熟地七分半，远志五分，五味子十四粒，姜、枣水煎。

陈修园曰：十全大补汤为气血双补之剂。柯韵伯病其补气而不用行气之品，则气虚之甚者，无气以受其补；补血而仍用行血之药于其间，则血虚之甚者，更无血以流行，正非过贬语。而人参养荣汤之妙，从仲景小建中汤、黄芪建中汤套出。何以知之？以其用生芍药为君知之也。芍药苦平破滞。本泻药，非补药也。若与甘草同用，则为滋阴之品；若与生姜、大枣、肉桂同用，则为和荣卫之品；若与附子、干姜同用，则能急收阳气，归根于阴，又为补肾之品；虽非补药，昔贤往往取为补药之主，其旨微矣。此方以芍药为君，建中汤诸品俱在，恶饴糖之过甜动呕，故以熟地、当归、白术、人参诸种甘润之品代饴糖，以补至阴。然饴糖制造，主以麦蘖，麦为心谷①，心者化血而奉生身也。故又代以远志之入心。麦造为蘖，能疏达而畅气也。故又代以陈皮之行气。建中汤中，原有胸满去枣加茯苓之例，故用茯苓。细思其用意，无非从建中套来，故气血两虚，变见诸症者，皆可服也。其以养

① 心谷：五脏与五谷相配，麦是五谷之一，入心，故叫心谷。

荣名汤奈何？心主荣而苦缓，必得五味子之酸以收之，使营行于脉中，而流于四脏，非若十全、八珍之泛泛无归也。按《神农本经》云：芍药气味平、苦、无毒，主治邪气腹痛，除血痹，破坚积、寒热，止痛、利小便，益气。原文只此二十九字，后人妄改圣经，而曰微酸，是没其苦泄攻坚之性，而加以酸敛和阴之名，而芍药之真面目掩矣！不知古人用法，或取其苦以泄甘，或取其苦以制辛，或取其攻利以行补药之滞，皆善用芍药以为补，非以芍药之补而用之也。但芍药之性，略同大黄，凡泄泻必务去之，此圣法也。《本经》不明，宋元以后，无不误认为酸敛之药，不得不急正之。

十三、天王补心丹

主治心血不足、神志不宁、津液枯竭、健忘怔忡、大便不利、口舌生疮等症。

天王遗下补心丹，为悯山僧讲课难，

归地二冬酸柏远，三参苓桔味为丸。

《道藏》偈云：昔志公和尚日夜讲经，邓天王悯其劳，赐以此方。酸枣仁、当归各一两，生地黄四两，柏子仁、麦门冬、天门冬各一两，远志五钱，五味子一两，白茯苓、人参、丹参、元参、桔梗各五钱，炼蜜丸。每两分作十丸，金箔为衣。每服一丸，灯心枣汤化下。食远临卧服。或作小丸亦可，各书略异。

陈修园曰：小篆，心字篆文只是一倒火耳。火不欲炎上，故以生地黄补水，使水上交于心；以元参、丹参、二冬泻火，使火下交于肾；又佐参、茯以和心气，当归以生心血，二仁以安心神，远志以宣其滞，五味以收其散，更假桔梗之浮为向导，心得所养，而何有健忘、怔忡、津液干枯、舌疮、秘结之苦哉！

十四、六味地黄丸

主治肾精不足，虚火上炎，腰膝痿软，骨节酸痛，足跟痛，小便淋秘或不禁，遗精梦泄，水泛为痰，自汗盗汗，失血消渴，头目眩运，耳聋齿摇，尺脉虚火者。

十五、桂附地黄丸

治命门火衰，不能生土，以致脾胃虚寒，饮食少思，大便不实或下元衰惫，脐腹疼痛，夜多漩尿[1]等症。

六味滋阴益肾肝，茱薯丹泽地苓丸；山茱肉、薯蓣（又名山药）各四两，丹皮、泽泻、白茯苓各三两，熟地黄八两，炼蜜丸，每服三钱，淡盐汤送下。

再加桂附扶真火，前方加肉桂一两，附子一大枚（炮），名八味地黄丸。原名肾气丸。此丸于水中补火八味功同九转丹[2]。柯韵伯曰：水体本静，而川流不息者，气之动，火之用也。命门有火，则肾有生气，故不名温肾，而名肾气也。

---

① 漩尿：指尿频量多。

② 九转丹：道家烧炼金丹，以九转为贵。此处喻桂附地黄丸治效之高。

陈修园曰：六味丸补肾水，八味丸补肾气，而其妙则在于利水。凡肾中之真水不足，真火衰微者，其尿必多。二方非补肾正药，不可因薛立斋之臆说而信之。近效白术附子汤，极佳。其汤列于热剂，宜细玩之。肾气丸，《金匮要略》凡五见：一见于第五篇，云：治脚气上入小腹不仁；再见于第六篇，云：治虚劳腰痛，小便不利；三见于第十二篇，云：夫气短有微饮，当从小便去之，肾气丸主之；四见于第十三篇，云：治男子消渴，小便反多，饮一斗，小便亦一斗；五见于第二十二篇，云：治妇人转胞不得尿，但利小便则愈。观此五条，皆泻少腹、膀胱之疾为多，不可以通治火衰之证。且此方《金匮》不入于五水之门。今人谓治水通用之剂，更为奇怪。

十六、还少丹

治脾肾俱虚，饭食无味，面少精采，腰膝无力，梦遗或少年阳痿等症。

杨氏传来还少丹，茱蓣苓地杜牛餐，
苁蓉楮实茴巴枸，远志菖蒲味枣丸。

山茱肉、山药、茯苓、熟地黄、杜仲、牛膝、肉苁蓉、楮实子、小茴香、巴戟天（去骨）、枸杞、远志（去骨）、石菖蒲、五味子各二两，红枣一百枚（姜煮，去皮核），炼蜜丸如梧子大，每服三钱，淡盐汤下，一日两服。此丸功同八味丸，火未大虚者，更觉相宜。

陈修园曰：此交通心肾之方也。姜、附、椒、桂，热药也。热药如夏日可畏。此方诸品，固肾补脾，温热也。温药如冬日可爱，故时医每奉为枕秘。然真火大衰者断非此方可以幸效，且柔缓之品反有减食增呕致泄之虞也。

十七、龟鹿二仙胶

大补精髓，益气养神。

人有三奇精气神，求之任督守吾真，

二仙胶取龟和鹿，枸杞人参共四珍。

鹿角（血者）十斤，龟板十斤，枸杞二十两，人参十五两，用铅坛如法熬膏。初服酒化，一钱五分，渐加至三钱，空心服下。

李士材曰：人有三奇精、气、神，生生之本也。精伤无以生气；气伤无以生神。精不足者，补之以味。鹿得天地之阳气最全，善通督脉，足于精者，故能多淫而寿；龟得天地之阴气最厚，善通任脉，足于气者，故能伏息而寿。二物气血之属，又得造化之微，异类有情，竹破竹补之法也。人参清食气之壮火，所以补气中之怯；枸杞滋不足之真阴，所以清神中之火。是方也，一阴一阳，无偏胜之忧；入气入血，有和平之美。由是精生而气旺，气旺而神昌，庶几龟寿之年矣，故曰二仙。

十八、圣愈汤

治一切失血，或血虚烦渴燥热，睡卧不宁，五心烦热作渴等症。即四物汤加人参、黄芪。

柯韵伯曰：此方取参芪配四物，以治阴虚血脱等症。盖阴阳互为其根，阴虚则阳无所附，所以烦热燥渴，而阳亦亡；气血相为表里，血脱则气无所归，所以睡卧不宁，而气亦脱。然阴虚无骤补之法，计在存阳；血脱有生血之机，必先补气。此阳生阴长、血随气行之理也。故曰：阴虚则无气，无气则死矣。前辈治阴虚，用八珍、十全，卒不获救者，因甘草之甘，不达下焦；白术之燥，不利肾阴；茯苓渗泄，碍乎生升；肉桂辛热，动其虚火。此六味皆醇厚、和平而滋润，服之则气血疏通，内外调和，合于圣度矣。

陈修园曰：此方为一切失血之良药，及血后烦热，睡卧不宁，五心烦热作渴，可以兼治。其止血，妙在川芎一味；其退热，妙在黄芪一味；其熟睡止渴，妙在人参一味。柯韵伯以参芪为气分阳药，取配四物等语，亦未免为俗说所囿也。经云：中焦受气取汁，变化而赤是谓血。血之流行，半随冲任而行于经络，半散于脉外而充于肌腠皮毛。凡一切失血之症，其血不能中行于经络，外散于肌腠皮毛，故从窍道涌出不止。妙得川芎之温行，又有当归以濡之，俾血仍行于经络；得川芎之辛散，又有黄芪以鼓之，俾血仍散于肌腠皮毛；源流俱清，而血焉有不止者乎！至于血后燥热，得黄芪以微汗之，则表气和而热退，即当归补血汤意也。睡卧不宁，血后阴虚所致。五脏属阴，唯人参能兼补之；五脏之阴长，则五心之烦自除；烦热既除，则津液自生，燥渴自已，诸症可以渐退矣。自宋元以后，无一人能读《本草经》，此方疑有神助，非制方人识力所到也。柯韵伯卓卓不凡，但未读《本草经》，未免阙憾。

五脏有血，六腑无血，观剖诸兽腹，心下、夹脊、包络中多血，肝内多血，心脾肺肾中各有血，六腑无血，近时以吐血多者为吐胃血，皆耳食昔医之误。凡五脏血，吐出一丝即死。若吐血、衄血、下血及妇人血崩，皆是行于经络与散于肌腠之血。溢于上为吐衄，渗于下为崩下也。

十九、十味地黄丸

治上热下寒，服凉药更甚等症。

即桂附地黄丸倍用桂、附加芍药、元参各四两。

陈修园曰：此孙真人《千金翼方》也。芍药能敛木中之大气，以归其根；元参能启水中之精气，以交于上。故加此二味于八味丸中，一以速附子之下行，一以防肉桂之上僭[1]。凡口舌等疮，面红目赤，齿牙浮动，服凉药而更甚者，此为秘法。

二十、正元丹

治命门火衰不能生土，吐利厥冷，有时阴火上冲则头面赤热，眩晕恶心，浊气逆满则胸胁刺痛，脐肚

① 僭（jiàn 建）：上越。

胀急。

即四君子汤加山药、黄芪。人参三两，用川附子一两五钱，煮汁收入，去附子；黄芪一两五钱，用川药一两，酒煮收入，去川芎；山药一两，用干姜三钱，煎汁收入，去干姜；白术二两，用陈皮五钱，煮汁收入，去陈皮；茯苓二两，用肉桂六钱，酒煮收入，去肉桂；甘草一两五钱，用乌药一两，煮汁收入，去乌药。上六味，除茯苓用文武火缓缓焙干，勿炒伤药性，为末。每服三钱，水一盏、姜三片、红枣一枚、煎数沸，入盐一捻，和滓调服。服后饮酒一杯以助药力。按：炼蜜为丸，每服三钱。更妙。

陈修园曰：此方出虞天益《制药秘旨》，颇有意义。张石顽《医通》之注解亦精。石顽云：方本《千金方》一十三味，却取附子等辛燥之性，逐味分制四君、芪、薯之中，其力虽稍逊原方一筹，然雄烈之味，既去真滓，无形生化有形，允[①]为温补少火之驯剂，而无食气之虞。真《千金》之功臣也。

二十一、归脾丸

治思虑伤脾，不能摄血，致血妄行；或健忘怔忡，惊悸盗汗，嗜卧少食；或大便不调，心脾疼痛，疟痢郁结；或因病用药失宜，克伐伤脾，以致变症者，最宜之。

归脾汤内术芪神，白术、黄芪、炙茯神各二钱。参志香甘与枣仁，人参、酸枣仁（炒、研）各二钱，远志、木香各五分，

① 允：确实。

甘草（炙）一钱。

龙眼当归十味外，龙眼肉五枚，当归二钱。若加熟地失其真。本方只十味，薛氏加山栀、丹皮各一钱，名加味归脾丸，治脾虚发热颇效。近医加熟地黄，则支离甚矣。

陈修园曰：此方汇集补药，虽无深义，然亦纯而不杂。浙江、江苏市医加入熟地黄一味，名为黑归脾汤，则不通极矣。《内经》“阴阳”二字，所包甚广，而第就脏腑而言。言阳盛阳衰者，指阳明而言；言阴盛阴衰者，指太阴而言。太阴者，脾也。《神农本经》补阴与补中二字互用。盖以阴者，中之守也。阴虚即是中虚，中虚即是阴虚。后人错认其旨，谓参、芪、白术为气药，补阳；归、地、芍药为血药，补阴；谓姜、桂、附子为热药，补阳；谓知、柏、生地为寒药，补阴。满腔都是李士材、薛立斋、张景岳之庸论，则终身为误人之庸医矣。今即以此方言之，方中诸品，甘温补脾，即是补阴之剂，而命方不为“补”而为“归”者，归还其固有也。妙在远志入心，以治其源。即《内经·痿论》所谓心主身之血脉，《生成篇》所谓诸血者皆属于心之旨也。木香入脾，以治其流，《本草经》名为五香。五为土数，香又入脾，藉其盛气以嘘血归脾之义也。方虽平钝，颇得《金匮要略》调以甘药，令饮食增进，渐能充血生精，以复其阴之不足。若加入熟地黄，则甘缓剂中杂以壅滞之品，恐缓者过缓，壅者增壅，脾气日困，不能输精入肾，欲补肾反以戕肾矣。又有逍遥散加入熟地黄，名为黑逍遥散，更为无知妄作。吾知数年后，必将以四君汤、六君子汤、生脉散等方加入此味，名为黑四君子、黑六君子、黑生脉散矣。堪发一叹！

二十二、大补阴丸

降阴火、补肾水。

大补阴丸绝妙方，向盲问道诋他凉，

地黄知柏滋兼降，龟板沉潜制亢阳。

黄柏、知母各四两（俱用盐酒炒）、熟地黄（酒润）、龟板（酥炙黄）各六两，为末。用猪脊髓蒸熟，和炼蜜为丸，桐子大。每服五六十丸，空心姜汤，盐汤，黄酒随意送下。

陈修园曰：知柏寒能除热，苦能降火。苦者必燥，故用猪脊髓以润之，熟地以滋之。此治阴虚发热之恒法也。然除热只用凉药，犹非探源之治，方中以龟板为主，是介以潜阳法。丹溪此方较六味地黄丸之力更优。李士材、薛立斋、张景岳辈以苦寒而置之，犹未参透造化阴阳之妙也。

二十三、虎潜丸

治痿神方。即前方加味。黄柏、知母、熟地各三两，龟板四两，白芍、当归、牛膝各二两，虎胫骨、锁阳、陈皮各一两五钱，干姜五钱，酒煮羯羊肉为丸，如桐子大。每服五六十丸，姜汤、盐汤或黄酒送下。

二十四、加味虎潜丸

治诸虚不足，腰腿疼痛，行步无力。壮元气，滋肾水。

即前方再加味。

照虎潜丸方再加人参、黄芪、杜仲、菟丝子、茯苓、破故纸、山药、枸杞，去羊肉、干姜，以猪脊髓蒸熟，同炼蜜为丸，如桐子大，服法照前。

陈修园曰：观此二方，可知苦寒之功用神妙，非薛立斋、张景岳辈所可管窥。喻嘉言《寓意草》谓苦寒培生气，诚见道之言也。

二十五、全鹿丸

能补诸虚百损、五劳七伤，功效不能尽述。人制一料服之，可以延年一纪。其法须四人共制一鹿，分而服之，逾年又共制之，四人共制四年，则每人得一全鹿；若一人独制一料，恐久留变坏，药力不全矣。

法用中鹿一只，宰好，将肚杂洗净，同鹿肉加酒煮熟，将肉横切，焙干为末，取皮同杂仍入原汤煮膏，和药末，肉末，加炼蜜为丸，其骨须酥炙为末，同入之。人参、白术、茯苓、炙草、当归、川芎、生地、熟地、黄芪、天冬、麦冬、枸杞、杜仲、牛膝、山药、芡实、菟丝子、五味子、锁阳、肉苁蓉、破故纸、巴戟肉、胡芦巴、川续断、覆盆子、楮实子、秋石、陈皮各一斤，川椒、小茴香、沉香、青盐各半斤，法须精制诸药为末，候鹿胶成就，和捣为丸，梧桐子大。焙干，用生绢作小袋五十条，每袋约盛一斤，悬直透风处。用尽一袋，又取一袋。阴温天须用火烘一二次为妙。每服八九十丸，空心临卧姜汤、盐汤送下，冬月酒下。

陈修园曰：此方冠冕堂皇，富贵人家无不喜好。修园不韵不注，明者自知。然亦有不得不言者，肥厚痰多之人，内蕴湿热；若服此丸即犯膏梁无厌发痈疽之戒也。唯清瘦过于劳苦及自奉淡薄之人，或高年瘦弱，用此早晚两服，以代点心，不无补益耳。

重可镇怯

二十六、磁砂丸

治神水宽大渐散，昏如雾露中行，渐睹空中有黑花，睹物成二体及内障神水淡绿色、淡白色。又治耳鸣及耳聋。柯韵伯云：治聋、癫、狂、痫如神。

磁砂丸最媾阴阳，神曲能俾谷气昌，磁石二两，朱砂一两，神曲三两（生），更以一两水和作饼，煮浮，入前药，炼蜜为丸。

内障黑花聋并治，若医癫痫有奇长。

王又原曰：经曰：五脏六腑之精，皆上注于目。则目之能视者，气也；目之所以能视者，精也。肾唯藏精，故神水发于肾；心为离照，故神光发于心。光发阳而外映。有阴精以为守，则不散而常明；水发阴而凝结，有阳气以为布，则洞悉而不穷。唯心肾有亏，致神水干涸，神光短少，昏眊内障诸症所由作也。《千金》以磁石直入肾经，收散失之神，性能引铁，吸肺金之气归藏肾水。朱砂体阳而性阴，能纳浮游之火而安神明。水能鉴，火能烛，水火相济，而光华不四射欤？然目受脏腑之精，精俾于谷，神曲能消化五谷，则精易成矣。盖神水散火，缓则不收，赖镇坠之品，疾收而吸引之，故为急救之剂也。其治耳鸣耳聋等证，亦以镇坠之功能，制虚阳之上奔耳。

柯韵伯曰：此丸治癫痫之圣剂，盖狂痴是心肾脾三脏之病。心藏神，脾藏意与智，肾藏精与志。心者，神明之主也。经云：主不明则十有二官危，使道闭塞而不通，形乃大伤。即此之谓也。然主何以不明也？心法离而属火，真水藏其中；若天一之真水不足，地二之虚火妄行，所谓天气者蔽塞，地气者冒明，日月不明，邪害空窍，故目多妄见，而作此奇疾也。非金石之重剂以镇之，狂必不止。朱砂禀南方之赤色，入通于心，能降无根之火，而安神明；磁石禀北方之黑色，入通于肾，吸肺金之气以生精，坠炎上之火以定志。二石体重而主降，性寒而滋阴，志同道合，奏功可立俟矣。神曲推陈出新，上交心神，下达肾志，以生意智；且食入于阴，长气于阳，夺其食则已，此《内经》治狂法也。食消则意智明而精神治，是用神曲之旨乎？炼蜜和丸，又甘以缓之矣。

二十七、苏子降气汤

治痰嗽气喘。

降气汤中苏半归，橘前沉朴草姜依，
风寒咳嗽痰涎喘，暴病无妨任指挥。

苏子、橘皮、半夏、当归、前胡、厚朴各一钱，沉香、炙甘草各五分，加姜煎。一方无沉香，加肉桂。苏子、前胡、橘皮、半夏降气，气行则痰行也。风寒郁于皮毛，则肺气逆而为喘，数药妙能解表。气以血为家，喘则流荡而忘返，故用当归以补血；喘则气急，故用甘草以缓其急。然出气者肺也，纳气者肾也，故用沉香之纳气入肾或肉桂之引火归元为引导。

陈修园曰：仲景云：喘家作桂枝汤，加厚朴、杏子佳。苏子降气汤即从此汤套出，时医皆谓切于时用，然有若似圣人①，唯曾子以为不可耳。

二十八、朱砂安神丸

治心神昏乱，惊悸怔忡，寤寐不安。

安神丸剂亦寻常，归草朱连生地黄，朱砂另研，黄连各半两，生地黄三钱，当归、甘草各二钱，为末，酒炮，蒸饼，丸如麻子，朱砂为衣，每服三十丸，临卧时津液下。

昏乱怔忡时不寐，操存孟子云：操则存。须令守其乡②。

陈修园曰：东垣之方，多杂乱无纪。唯此方用朱砂之重以镇怯，黄连之苦以清热，当归之辛以嘘血。

① 有若似圣人：有若是孔子的学生，外貌像孔子，孔子死后，孔子的学生欲推他为师，遭到曾参反对。陈氏引以说明形式相似，实质不一定相同。

② 操存须令守其乡：强调心是根本，治疗神昏不寐等症须从治心入手，方能奏效。

更取甘草之甘以制黄连之太过，地黄之润以助当归所不及，方意颇纯，亦堪节取。

二十九、四磨汤

治七情感伤，上气喘急，烦闷不食。

四磨汤治七情侵，参领槟乌及黑沉，人参、天台乌药、槟榔、黑沉香四味等分，各磨浓水，取十分，煎三五沸，空心服。或下养正丹，妙。

磨汁微煎调逆气，虚中实症此方寻。

王又原曰：七情所感皆能为病，然愈于壮者之行，而成于弱者之着。愚者不察，一遇上气喘急，满闷不食，谓是实者宜泻，辄投破耗等药，得药非不暂快，初投之而应，投之久而不应矣！夫呼出为阳，吸入为阴，肺阳气旺，则清肃下行，归于肾阴。是气有所收摄，不复散而上逆。若正气既衰，邪气必盛，纵欲削坚破滞，邪气必不伏。方用人参泻壮火以扶正气，沉香纳之于肾，而后以槟榔、乌药从而导之，所谓实必顾虚，泻必先补也。四品气味俱厚，磨则取其味之全，煎则取其气之达，气味齐到，效如桴鼓矣！其下养正丹者，暖肾药也。本方补肺气，养正丹温肾气，镇摄归根，喘急遄已矣。

三十、黑锡丹

治脾元久冷，上实下虚，胸中痰饮，或上攻头目及奔豚上气，两胁膨胀，并阴阳气不升降，五种水气，脚气上攻；或卒暴中风，痰潮上膈等症。

镇纳浮阳黑锡丹，硫黄入锡结成团；

胡芦故纸茴沉木，桂附金铃肉蔻丸。

黑锡、硫黄各三两，同炒结砂，研至无声为度，胡芦巴、沉香、熟附子、肉桂各半两，茴香、破故纸、肉豆蔻、金铃子去核、木香各一两研末，酒煮面糊为丸，梧子大，阴干，以布袋擦令光莹，每服四十丸，姜汤下。

陈修园曰：此方一派辛温之中，杂以金铃子之苦寒为导，妙不可言。

喻嘉言曰：凡遇阴火逆冲，真阳暴脱，气喘痰鸣之急证，舍此丹别无方法。即痘疹各种坏症，服之无不回生。予每用小囊佩带随身，恐遇急症不及取药，且欲吾身元气温养其药，借手效灵，厥功历历可纪。

徐灵胎曰：镇纳元气，为治喘必备之药，当蓄在平时，非一时所能骤合也。既备此丹，如灵砂丹、养正丹之类，可不再备。

三十一、全真一气汤

滋阴降火之神方。

即生脉散方见寒剂加熟地五七钱或一两，白术三钱，牛膝、附子各二钱，水煎服。

陈修园曰：此《冯氏锦囊》得意之方，无症不用，俱云神效。其实大言欺人，修园不信也。方以熟地滋肾水之干，麦冬、五味润肺金之燥，人参、白术补中宫土气，俾上能散津于肺，下能输精于肾。附子性温以补火，牛膝引火气下行，不为食气之壮火，而为生气之少火。从桂附地黄丸套来，与景岳镇阴煎同意。然驳杂浅陋，不可以治大病。唯痘科之逆症相宜，以诸药皆多液之品，添浆最速也。

三十二、二加龙骨汤

治虚劳不足，男子失精，女子梦交，吐血，下利清谷，浮热汗出，夜不成寐等症。

即桂枝加龙骨牡蛎汤，方见《真方歌括·虚劳门》。去桂枝，

加白薇一钱五分，附子一钱，白芍、生姜各二钱，炙甘草一钱五分，红枣三枚，龙骨三钱，生牡蛎四钱，白薇一钱五分，附子一钱，水煎服。

陈修园曰：此方探造化阴阳之妙，用之得法，效如桴鼓。庸医疑生姜之过散，龙骨、牡蛎之过敛，置而不用，以致归脾汤、人参养荣汤等后来居上，询[①]可浩叹！宣圣云：民可使由之，不可使知之。此方所以然之妙，修园亦不说也。予友林雨苍有《神农本草经三注》，采集予之注解颇多。逐味查对后，再读此方，便觉有味。

---

① 询：通“洵”，确实。

轻可去实即发汗解肌之法也

三十三、九味羌活汤

一名冲和汤，四时感冒发散之通剂。

冲和汤内用防风，羌活辛苍草与芎，
汗本于阴芩地妙，三阳解表一方通。

羌活、防风、苍术各钱半，白芷、川芎、黄芩、生地、甘草各二钱，细辛五分，加生姜、葱白煎。

陈修园曰：羌活散太阳之寒，为拨乱反正之药，能除头痛项强及一身尽痛无汗者，以此为主，防风驱太阳之风，能除头痛项强、恶风自汗者，以此为主。又恐风寒不解，传入他经，以白芷断阳明之路，黄芩断少阳之路，苍术断太阴之路，多汗者易白术。川芎断厥阴之路，细辛断少阴之路，又以甘草协和诸药，使和衷共济也。佐以生地者，汗化于液，补阴即托邪之法也。

三十四、人参败毒散

治伤寒、瘟疫、风湿、风眩、拘踡、风痰头痛、目眩、四肢痛、憎寒壮热、项强，睛疼。老人小儿皆可服。

人参败毒草苓芎，羌独柴前枳桔同，
瘟疫伤寒噤口痢，托邪扶正有奇功。

人参、茯苓、枳壳、桔梗、柴胡、前胡、羌活、独活、川芎各一钱，甘草五分，加生姜煎。烦热、口干，加黄芩。

汪讱庵曰：羌活理太阳游风，独活理少阴伏风，兼能去湿除痛；川芎、柴胡，和血升清；枳壳、前胡，行痰降气。甘、桔、参、茯，清肺强胃，主之以人参者，扶正气以匡邪也，加陈仓米三钱，名仓廪汤，治噤口痢。

三十五、香苏饮

治四时感冒，发表轻剂。

香苏饮内草陈皮，紫苏叶二钱，香附、炒陈皮各一钱五分，炙草一钱，加姜，葱，水煎服，微覆取汗。汗顾阴阳用颇奇，紫苏，血中气药；香附，气中血药；甘草兼调气血；陈皮宣邪气之郁，从皮毛而散。视时方颇高一格。

艽芥芎防蔓子入，再加秦艽、荆芥、川芎、蔓荆子各一钱。《医学心悟》名加味香苏饮。解肌活套亦须知。

陈修园曰：仲景麻、桂诸汤，从无他方可代。后人易以九味羌活汤、人参败毒散及此汤，看似平稳，其实辛烈失法。服之得汗，有二虑：一虑辛散过汗，重为亡阳，轻则为汗漏也；一虑辛散逼汗，动脏气而为鼻衄，伤津液而为热不退、渴不止也。服之不得汗，亦有二虑：一虑辛散煽动内火助邪气入里而为狂热不得寐；一虑辛散拔动肾根，致邪气入阴而为脉细但欲寐也。若用仲景之法，则无是虑。

三十六、升麻葛根汤

治阳明表热下利，兼治痘疹初发。

钱氏升麻葛根汤，芍药甘草合成方。升麻三钱，葛根、芍药各二钱，炙草一钱。

阳明发热兼头痛，及目痛、鼻干不得卧等症。下利生斑疹痘良。

新订症同太阳，而目痛、鼻干、不眠，称阳明者，是阳明自病，而非太阳转属也。此方仿仲景葛根汤，恶姜、桂之辛热，大枣之甘壅而去之，以升麻代麻黄，便是阳明表剂，与太阳表剂迥别。葛根甘凉，生津去实，挟升麻可以托散本经自病之肌热，并可以升提与太阳合病之自利也。然阳明下利，即是胃实谵语之兆，故以芍药之苦甘，合用以养津液，津液不干，则胃不实矣。至于疹痘，自里达表，内外皆热之症，初起亦须凉解。

三十七、小续命汤

六经中风之通剂。

小续命汤千金桂附芎，麻黄参芍杏防风，

黄芩防己兼甘草，风中诸经以此通。通治六经中风，㖞斜不遂，语言謇涩。及刚柔二痉，亦治厥阴风湿。防风一钱二分，桂枝、麻黄、人参、酒芍、杏仁、川芎、防己、甘草各八分，附子四分，姜、枣煎服。

陈修园曰：天地之噫气为风，和风则生长万物，疾风则摧折成物。风之伤人者，皆带严寒肃杀之气，故此方为桂、芍、姜、草，即《伤寒论》之桂枝汤；麻、杏、甘草即《伤寒论》之麻黄汤；二方合用，立法周到。然风动则火升，故用黄芩以降火；风胜则液伤，故用人参以生液；血行风自灭，故用芎、芍以行血。防风驱周身之风，为拨乱反正之要药；附子补肾命之根，为胜邪固本之灵丹；防己纹如车辐，有升转循环之用，以通大经小络。药品虽多，而丝丝入扣，孙真人询仲景下之一人也。

三十八、地黄饮子

治舌治病瘖不能言，足废不能行，此谓少阴气厥不至，急当温之，名日痱症。

地黄饮子少阴方，桂附蓉苓并地黄，
麦味远蒲萸戟斛，薄荷加入煮须详。

肉桂、附子、肉苁蓉、白茯苓、熟地黄、麦冬、五味子、远志、菖蒲、山茱萸、巴戟天、石斛各五分，薄荷叶七片，水一杯二分煎八分，温服。

陈修园曰：命火为水中之火，昔人名为龙火。其火一升，故舌强不语，以肾脉荣于舌本也；火一升而不返，故猝倒不省人事，以丹田之气欲化作冷风而去也。方用桂、附、苁蓉、巴戟以导之。龙升则水从之，故痰涎如涌，以痰之本则为水也。方用熟地、茯苓、山药、石斛以安之。火逆于心，则神识昏迷，方用远志、菖蒲以开之。风动则火发，方用麦冬、五味子以清敛之。肾主通身之骨，肾病则骨不胜任，故足废不能行。方用十二味以补之。然诸药皆质重性沉，以镇逆上之火，而火由风发，风则无形而行疾，故用轻清之薄荷为引导。又微煎数沸，不令诸药尽出重浊之味，俾轻清走于阳分以散风，重浊走于阴分以镇逆。刘河间制方之妙，汪讱庵辈从未悟及，无怪时医之愦愦也。

三十九、资寿解语汤

治中风脾缓，舌强不语、半身不遂，与地黄饮子同意。但彼重在肾，此重在脾。

资寿特名解语汤，专需竹沥佐些姜。

羌防桂附羚羊角，酸枣麻甘十味详。

羌活五分，防风、附子、羚羊角、酸枣仁、天麻各一钱，肉桂八分，甘草炙五分，水二杯煎八分，入竹沥五钱、生姜汁二钱，调服。喻嘉言治肾气不萦于舌本，加枸杞、首乌、天冬、菊花、石蒲、元参。

陈修园曰：此与前方相仿，但表药较多，外症重者相宜。方中羚羊角一味甚妙。

四十、藿香正气散

治外受四时不正之气，内停饮食，头痛发热或霍乱吐泻，或作疟疾。

藿香正气芷陈苏，甘桔陈苓术朴俱，

夏曲腹皮加姜枣，感伤外感内伤岚障俱能驱。藿香、白芷、大腹皮、紫苏、茯苓各三两，陈皮、白术、厚朴、半夏曲、桔梗各二两，甘草一两。每服五钱，加姜、枣煎。

陈修园曰：四时不正之气，由口鼻而入，与邪伤经络者不同。故不用大汗以解表，只用芳香利气之品，俾其从口鼻入者，仍从口鼻出也。苏、芷、陈、腹、朴、梗皆以气胜。韩昌黎所谓气胜则大小毕浮，作医等于作文也。茯、半、术、草皆甘平之品，培其中气，孟子所谓正己而物正，医道通于治道也。若邪伤经络，宜审六经用方，不可以此混用杀人。

按：夏月吐泻，多是伏阴在内，理中汤为的方。时医因此汤有治霍乱吐泻之例，竟以为夏月吐泻通剂，实可痛恨。嘉庆丁巳岁，医生郑培斋患此症，自服藿香正气散不效，延孝廉陈倬为商之，再进一服，少顷，元气脱散，大喘大汗而死。是向以误人者，今以自误。设使地下有知，当亦悔不读书之过也。

四十一、香薷饮

三物香薷豆朴先，香薷辛温，香散能入脾肺，发越阳气，以散蒸热，厚朴除湿散满，扁豆清暑和脾，名三物香薷饮。若云热盛益黄连，名黄连香薷饮，《活人》治中暑热盛，口渴心烦。

草苓五物前方加茯苓、甘草，名香薷五物饮。还十物。瓜橘参芪白术全。前方加木瓜、橘皮、人参、黄芪、白术名十味香薷饮。

叶仲坚曰：饮与汤稍有别：服有定数者名汤，时时不拘者名饮。饮因渴而设，用之于温暑，则最宜者也。然胃恶燥，脾恶湿，多饮伤脾，反致下利。治之之法：心下有水气者，发汗；腹中有水气者，利小便。然与其有水患而治之，曷若先选其能汗能利者用之。香薷芳草辛温，能发越阳气，有彻上彻下之功，故治暑者君之，以解表利小便。佐厚朴以除湿，扁豆以和中，合而用之为饮；饮入于胃，热去而湿不留，内外之暑悉除矣。若心烦口渴者，去扁豆，加黄连，名黄连香薷饮。加茯苓、甘草名五物。加木瓜、参、芪、橘、术名十味。随症加减，尽香薷之用也。然劳倦内伤，必用清暑益气，内热大渴，必用人参、白虎；若用香薷，是重虚其表，而反济其内热矣。香薷及夏月解表之药，如冬月之麻黄，气虚者尤不可服。今人不知暑伤元气，概用以代茶，是开门揖盗也。

四十二、五积散

治感冒寒邪，头疼身痛，项背拘急，恶寒呕吐，肚腹疼痛及寒湿客于经络，腰脚骨髓酸痛及痘疮寒胜等症。去麻黄酒煮，治痢后鹤膝风甚效。

局方五积散神奇，归芍参芎用更奇，

桔芷夏苓姜桂草，麻苍枳朴与陈皮。

当归、麻黄、苍术、陈皮各一钱，厚朴、干姜、芍药、枳壳各八分，半夏、白芷各七分，桔梗、炙草、茯苓、肉桂、人参各五分，川芎四分，水二钟，姜三片、葱白三茎，煎八分温服。

陈修园曰：表里俱寒，外而头项强痛，内而肚腹亦痛，较桂枝证更重者，服此汤。

四十三、小柴胡去参加青皮汤

治疟病初起。

即小柴胡汤方见《真方歌括·上卷·少阳编》，去人参，加青皮二钱。

陈修园曰：疟症初起，忌用人参，时医之伎俩也。然相沿既久，亦姑听之。第初起无汗者，宜加麻黄二钱；多汗者，宜加白芍、桂枝各二钱；寒多者，宜加桂枝、干姜各二钱；热多者，宜加贝母、知母各二钱；口渴者，去半夏加栝蒌根二钱五分。

四十四、小柴胡加常山汤

凡疟症三发之后皆可服。天明时一服，疟未发前一时一服，神效。

即柴胡汤加常山三钱，生用不炒。如服后欲吐者，即以手指探吐，痰吐尽则愈。

陈修园曰：常山一味，时医谓为堵截之品，误信李士材、薛立斋之说，不敢用之，而不知是从阴透阳，逐邪外出之妙品，仲景用其苗名蜀漆，后世用其根，实先民之矩矱，即云涌吐，而正取其吐去积痰，则疟止。

宣可决壅

以君召臣曰宣。宣者，涌吐之剂也。又郁而不散为壅，必宣而散之。如生姜、橘皮之属也。又纳药鼻中以取嚏亦是。

四十五、稀涎汤

治风痰不下，喉中如牵锯，或中湿肿满。

四十六、通关散

稀涎皂半草矾班，皂角一个，大半夏十四粒，炙甘草一钱，白矾二钱，为末。每服一钱用生姜少许，冲温水灌之，得吐痰涎即醒。此夺门之兵也。风初中时，宜用之。直中痰潮此斩关，

更有通关辛皂末，细辛、皂角为末，吹鼻中，名通关散。吹来得嚏保生还。卒中者用此吹鼻，有嚏者可治，无嚏者为肺气已绝。

陈修园曰：顽痰上塞咽喉，危在顷刻，当以此攻之。然痰为有形也，痰厥宜涌吐以出其痰；气无形也，气厥宜取嚏以宣其气。二者皆所以开其闭也。若脱症，昏倒不省人事，亦用此法以开之，是速其死也。慎之！

四十七、越鞠丸

治脏腑一切痰、食、气、血诸郁为痛，为呕、为胀、为利者。

六郁宜施越鞠丸，芎苍曲附并栀餐，

食停气血湿痰火，得此调和顷刻安。

吴鹤皋曰：香附开气郁，抚芎调血郁，苍术燥湿郁，栀子清火郁，神曲消食郁，各等分，麦芽煎汤泛

丸。又湿郁加茯苓、白芷；火郁加青黛；痰郁加星夏、瓜蒌、海石；血郁加桃仁、红花；气郁加木香、槟榔；食郁加麦芽、山楂，挟寒加吴茱萸。

季楚重曰：经云太阴不收，肺气焦满。又云：诸气膹郁，皆属于肺。然肺气之布，必由胃气之输；胃气之运，必本三焦之化。甚至为痛、为呕、为胀、为利，莫非胃气不宣、三焦失职所致。方中君以香附快气，调肺之怫郁；臣以苍术开发，强胃而资生；神曲佐化水谷；栀子清郁导火，于以达肺腾胃而清三焦；尤妙抚芎之辛，直入肝胆以助妙用，则少阳之生气上朝而营卫和，太阴之收气下肃而精气化。此丹溪因五郁之法而变通者也。然五郁中，金木为尤甚。前人用逍遥散调肝之郁兼清火滋阴；泻白散清肺之郁兼润燥降逆；要以木郁上冲即为火，金郁敛涩即为燥也。如阴虚不知滋水，气虚不知化液，是又不善用越鞠矣。

陈修园曰：诸病起于郁者难医。时医第以郁金统治之，是徇名之误也。此药《本经》不载，《唐本》有之。《唐本》云：气味苦寒无毒，主血积，下气生肌，止血，破恶血，血淋，尿血，金疮。原文只此二十四字，大抵破血下气及外敷之品，无一字言及解郁，录此以为误用者戒。

四十八、逍遥散

治肝家血虚火旺，头痛目眩烦赤，口苦倦怠烦渴，抑郁不乐，两胁作痛，寒热，小腹重坠，妇人经水不调，脉弦大而虚。

逍遥散用芍当归，术草柴苓慎勿违，柴胡、当归、白芍、白术、茯苓各一钱，甘草炙五分，加煨姜、薄荷煎。

散郁除蒸功最捷，《医贯》：方中柴胡、薄荷二味最妙。盖木喜风摇，寒即摧萎，温即发生，木郁则火郁，火郁则土郁，土郁则金郁，金郁则水郁，五行相因，自然之理也。余以一方治木郁而诸郁皆解，逍遥散是也。丹栀加入有元机。加丹皮、栀子，名八味逍遥散，治肝伤血少经枯。

赵羽皇曰：此治肝郁之病。而肝之所以郁者，其说有二：一为土虚，不能升木也；一为血少，不能养肝也。盖肝为木气，全赖土以滋培，水以灌溉。若中土虚，则木不升而郁；阴血少，则肝不滋而枯。方用白术、茯苓者，助土德以升木也；当归、芍药者，益荣血以养肝也。薄荷解热，甘草和平，独柴胡一味，一以为厥阴之报使，一以升发诸阳。经云：木郁则达之。遂其曲直之性，故名之曰逍遥。

通可行滞

火气郁滞，宜从小便利之，通为轻，泄为重也。

四十九、导赤散

治心热口糜舌疮，小便黄赤，茎中痛、热、急不通。

导赤原来地与通，草梢竹叶四般攻，
口糜茎痛兼淋沥，泻火功归补水中。

等分煎。生地凉心血，竹叶清心气，木通泻心火而入小肠，草梢达肾而止痛。

季楚重曰：泻心汤用黄连，所以治实邪；实邪责木之有余，泻子以清母也。导赤散用地黄，所以治虚邪；虚邪责水之不足，壮水以制火也。

五十、五淋散

治膀胱有热，水道不通，淋涩不出，或尿如豆汁，或成砂石，或为膏汁，或热怫便血。

五淋散用草栀仁，归芍茯苓亦共珍，赤茯苓三钱，芍药、山栀仁各二钱，当归、细甘草各一钱四分，加灯心，水煎服。

气化原由阴以育，调行水道妙通神。

柯韵伯曰：经云：膀胱者，州都之官，津液藏焉。又申其旨曰：气化则能出。何也？盖膀胱有上口而无下口，能纳而不出。唯气为水母，必太阳之气化；而膀胱之尿始出，是水道固借无形之气化，不专责有形之州都矣。夫五脏之水火，皆生于气，气平则为少火，少火生气，而气即为水，水精四布；下输膀胱；源清则洁矣。气有余则为壮火，壮火食气，则化源无借①，为癃闭、淋涩、膏淋、豆汁、砂石、脓血，而水道为之不利矣。总由化源之不清，非决渎之失职，若以八

① 化源无借：气化的源头失去凭借。

正、河车、禹功、浚川等剂治之，五脏之阴虚，太阳之气化绝矣。故急用栀、苓治心肺，以通上焦之气，而五志火清；归、芍滋肝肾，以安下焦之气，而五脏阴复；甘草调中焦之气，而阴阳分清，则太阳之气自化，而膀胱之水洁矣。此治本之计，法之尽善者也。

五十一、通关丸

又名滋肾丸。治下焦湿热，小便点滴不通，以致胀闷欲死。

尿癃不渴下焦疏，病在下焦故不渴，宜清下焦之热，疏通水道。知柏同行肉桂扶。黄柏知母俱酒炒各二两，肉桂二钱，炼蜜丸如桐子大，每服五十丸，空心白汤下，名通关丸。

丸号通关能利水，又名滋肾补阴虚。原方为肺痿声嘶，喉痹咳血、烦躁而设，东垣借用以治癃闭喘胀。

陈修园曰：尿窍一名气门，以尿由气化而出也。气者，阳也；阳得阴则化。若热结下焦，上无口渴之症，以此丸清下焦之热；则小便如涌矣。此症若口渴，宜济生肾气丸、金匮瞿麦丸主之。然又有巧法焉；譬之滴水之器，闭其上窍，则下窍不通，去其上窍之闭，则水自流矣。用补中益气丸或吐法甚妙。又于利水药中，入麻黄之猛，能通阳气于至阴①之地；配杏仁之降，俾肺气下达州都，此从高原以导之，其应如响。虚人以人参、麻黄各一两，水煎服亦妙。夏月以苏叶、

① 至阴：指肾。

防风、杏仁各三钱，水煎温服，覆取微汗亦妙。

五十二、六一散

一名天水散。治夏时中暑，热伤元气，内外俱热，无气以动，烦渴欲饮，肠胃枯涸者。又能催生下乳，积聚水蓄，里急后重，暴注下迫者，宜之。加朱砂三钱，名益元散。

六一散中滑石甘，热邪表里可兼探；滑石六两、甘草一两为末，灯心汤下，亦有用新汲水下者。

益元散再入朱砂研，加朱砂三钱，名益元散。泻北元机在补南。

柯韵伯曰：元气虚而不支者死；邪气盛而无制者亦死。今热伤元气，无气以动，斯时用参芪以补气，则邪愈甚；用芩连以清热，则气更伤。唯善攻热者不使丧人元气；善补虚者不使助人邪气；必得气味纯粹之品以主之。滑石禀土冲和之气，能上清水源，下通水道，荡涤六腑之邪热，从小便而泄矣。甘草禀草中冲和之性，调和内外，止渴生津用以为佐，保元气而泻虚火，则五脏自和矣。然心为五脏主，暑热扰中，神明不安，必得朱砂以镇之，则神气可以遽复；凉水以滋之，则邪热可以急除；此补心之阳，寒亦通行也。至于热利初起，里急后重者宜之，以滑可去着也。催生下乳①，积聚蓄水等症，同乎此义，故兼治之。是

① 催生下乳：原作“催下生乳”，据章福记石印本改。

方也益气而不助邪，逐邪而不伤气，不负益元之名矣。宜与白虎、生脉三方鼎足可也。

泄可去闭

邪盛则闭塞不通，必以泄剂，从大便逐之。

五十三、备急丸

治寒气冷食稽留胃中，心腹满痛，大便不通者。

姜豆大黄备急丸，干姜、大黄各二两，巴豆一两，去皮研如脂，和蜜丸如豆大，密藏勿泄气，候用。每服三四丸，暖水或酒下。专攻闭痛及停寒，

兼疗中恶人昏倒，阴结垂危得此安。

柯韵伯曰：大便不通，当分阳结阴结。阳结有承气、更衣之剂；阴结又制备急、白散之方。《金匮》用此治中恶，当知寒邪卒中者宜之；若用于温暑热邪，速其死矣。是方允为阴结者立，干姜散中焦寒邪，巴豆逐肠胃冷积，大黄通地道，又能解巴豆毒，是有制之师也。然白散治寒结在胸，故用桔梗佐巴豆，用吐下两解法。此则治寒结肠胃，故用大黄佐干姜、巴豆，以直攻其寒。世徒知有温补之法，而不知有温下之法，所以但讲虚寒，而不议及寒实也。

五十四、三一承气汤

即大承气汤，方见《真方歌括·上卷·阳明篇》加甘草

二钱。

陈修园曰：仲景三承气汤尽美尽善，无可加减。刘河间于此方加甘草一味，便逾仲景矩矱，然意在调胃，于外科杂症等颇亦相宜，视陶节庵六一顺气汤更高一格。

又按：张宪公云：承者，以卑承尊而无专成之义。天尊地卑，一形气也。形统于气，故地统于天；形以承气，故地以承天。胃，土也，坤之类也；气，阳也。乾之属也。胃为十二经之长，化糟粕，运精微，转味出入，而成传化之府，岂专块然之形，亦唯承此乾行不息之气耳。汤名承气，确有取义，非取顺气之义也。宪公此解，超出前人，故余既录于《真方歌括》后，而又重录之，愈读愈觉其有味也。惜其所著《伤寒类疏》未刊行世。宪公讳孝培，古吴人也。

五十五、温脾汤

主治痼冷在肠胃间，泄泻腹痛，宜先取去，然后调治，不可畏虚以养病也。

温脾桂附与干姜，朴草同行佐大黄，
泄泻流连知痼冷，温通并用效非常。

附子、干姜、甘草、桂心、厚朴各二钱，大黄四分，水二杯煎六分服。

喻嘉言曰：许叔微制此方，深合仲景以温药下之之法。方中大黄一味，有用则温药必不能下，而久留之邪非攻不去；多用恐温药不能制，而洞泄或至转剧，裁酌用之，真足法矣。

五十六、防风通圣散

风热壅盛，表里三焦皆实，发表攻里并用法。

防风通圣散，河间大黄硝，荆芥麻黄栀芍翘，

甘桔芎归膏滑石，薄荷芩术力偏饶。大黄（酒蒸）、芒硝、防风、荆芥、麻黄、栀子、连翘、川芎、当归、薄荷、白术各五分，桔梗、黄芩、石膏各一钱，甘草二钱，滑石三钱，加姜、葱煎。

吴鹤皋曰：防风、麻黄，解表药也，风热之在皮肤者，得之由汗而泄；荆芥、薄荷，清上药也，风热之在颠顶者，得之由鼻而泄；大黄、芒硝，通利药也，风热之在肠胃者，得之由后而泄；滑石、栀子，水道药也，风热之在决渎者，得之由尿而泄。风淫于膈，肺胃受邪，石膏、桔梗清肺胃也。而连翘、黄芩又所以祛诸经之游火。风之为患，肝木主之，川芎、归、芍和肝血也。而甘草、白术所以和胃气而健脾。刘守真氏长于治火，此方之旨，详且悉哉！亦治失下发斑，三焦火实。全方除硝、黄，名曰双解散。解表有防风、麻黄、薄荷、荆芥、川芎；解里有石膏、滑石、黄芩、栀子、连翘。复有当归、芍药以和血；桔梗、白芍、甘草以调气，营卫皆和，表里俱畅，故曰双解。本方名曰通圣，极言其用功之妙耳。

河间制此，解利四时冬寒、春温、夏热、秋燥正令伤寒。凡邪在三阳，表里不解者，以两许为剂；加

葱、姜、淡豉煎服之候汗，下兼行，表里即解。形气强者，两半为剂；形气弱者五钱为剂。若初服因汗少不解，则为表实，倍加麻黄以汗之，因便硬不解，则为里实，倍加硝黄以下之，连进二服，必令汗出，下利而解也。今人不解其妙，以河间过用寒凉，仲景《伤寒》初无下法，弃而不用，真可惜也。不知其法神捷，莫不应手取效，从无寒中痞结之变，即有一二不解者，非法之未善，则必传阳明故也。

五十七、凉膈散

泻三焦六经诸火。

凉膈硝黄栀子翘，黄芩甘草薄荷饶。

再加竹叶调蜂蜜，叶生竹上，故治上焦。膈上如焚一服消。连翘一钱五分，大黄酒浸、芒硝、甘草各一钱，栀子、黄芩、薄荷各五分，水一杯半，加竹叶七片，生蜜一匙，煎七分服。

汪讱庵曰：连翘、薄荷、竹叶，以升散于上；栀、芩、黄，以荡涤于下；使上升下行，而膈自清矣。加甘草、生蜜者，病在膈，甘以缓之也。张洁古减硝、黄，加桔梗，使诸药缓缓而下，留连膈上，颇妙。

五十八、失笑散

治产后心腹绞痛欲死，或血迷心窍，不省人事；或胞衣不下，并治心痛，血滞作痛。

五十九、独圣散

失笑散蒲黄及五灵，蒲黄、五灵脂等分，生研，每服三钱，酒煎服，名失笑散。晕平痛止积无停，

山楂二两便糖入，独圣散功同更守经。山楂二两，水煎，用童便，砂糖调服，名独圣散。

吴于宣曰：五灵脂甘温走肝，生用则生血，蒲黄辛平入肝，生用则破血。佐酒煎以行其力，庶可直抉厥阴之滞，而有推陈致新之功，甘不伤脾，辛能散瘀，则瘀痛、恶寒、发热昏晕、胸膈满闷等证悉除。直可一笑置之矣。至于独圣散，独用山楂一味，不唯消食健脾，功能破瘀止儿枕痛，更益以砂糖之甘，温中而兼逐恶，童便之咸，入胞而不凉下，相得而相须，功力甚伟。

卷　下

滑可去着

滑者，润泽之谓也。从大便降之，视泄剂较轻些。

六十、芍药汤

治带下赤白，便脓血，后重。

初痢多宗芍药汤，芩连槟草桂归香，芍药三钱，黄芩、黄连、当归各八分，肉桂三分，甘草、槟榔、木香各五分，水煎服。痢不减，加大黄。

须知调气兼行血，后重便脓得此良。

陈修园曰：此方原无深义，不过以行血则便脓自愈，调气则后重自除。方中当归、白芍以行血，木香、槟榔以调气，芩连燥湿而清热，甘草调中而和药；又用肉桂之温是反佐法，芩连必有所制之而不偏也。或加大黄之勇是通滞法，实痛必大下之而后已也。余又有加减之法：肉桂色赤入血分，赤痢取之为反佐；而地榆、川芎、槐花之类，亦可加入也。干姜辛热入血分，白痢取之为反佐；而苍术、砂仁、茯苓之类，亦可加入也。方无深义，罗东逸方论，求深而反浅。

六十一、脾约丸

治脏腑不和，津液偏渗于膀胱，以致小便多，大便秘结者。

燥热便难脾约丸，芍麻枳朴杏黄餐，白芍、火麻仁、杏仁（去皮尖）、枳实、厚朴（姜炒），各五两五钱，蒸大黄十两，炼蜜丸如桐子大，白汤送下二十丸，大便利即止。

润而甘缓存津液，尿数肠干得此安。

陈修园曰：物之多脂者可以润燥，故以麻仁为君，杏仁为臣。破结者必以苦，故以大黄之苦寒、芍药之苦平为佐。行滞者必顺气. 故以枳实顺气而除痞，厚朴顺气以泄满为佐。以蜜为丸者，取其缓行而不骤也。

六十二、更衣丸

更衣丸用荟砂研，滴酒为丸服二钱。朱砂五钱，研如飞面，芦荟七钱研细，滴酒和丸，每服二钱，好酒送下。

阴病津枯肠秘结，交通水火效如神。

柯韵伯曰：胃为后天之本，不及固病，太过亦病；然太过复有阳盛阴虚之别焉。两阳合明而胃家实，仲景制三承气下之，水火不交而津液亡，前贤又制更衣丸以润之。古人入厕必更衣，故为此丸立名。用药之义，以重坠下达而奏功。朱砂色赤为火，体重象金，味甘归土，性寒类水，为丹祖汞母，能输坎以填离，生水以济火，是胃家之心药也。配以芦荟，黑色通肾，苦味入心，滋润之质可转濡胃燥；大寒之性能下开胃关。此阴中之阴，洵为肾家主剂矣。合以为丸，有水火既济之理，水土合和之义。两者相须，得效甚宏，奏功甚捷，真匪夷所思矣！

六十三、礞石滚痰丸

治实热老痰之峻剂。虚寒者不宜用。
隐公遗下滚痰方，礞石黄芩及大黄，
少佐沉香为引导，顽痰怪症力能匡。

青礞石三两（用焰硝一两，同入瓦罐、盐泥固济，煅至石色如金为度，水飞过）、大黄（酒蒸）、黄芩（酒洗）各八两，沉香一两，为末，水丸。姜汤下，量虚实服。服过咽即便仰卧，令药徐徐而下，半日不可饮食行动，待药气自胃口渐下二肠，然后动作饮食，服后喉间稠粘壅塞，乃药病相拒故也。少顷，药力到自愈。

柯韵伯曰：脾为生痰之源，肺为贮痰之器，此无稽之谈也。夫脾为胃行其津液，以灌四旁，而水津又上输于肺焉，能凝结而为痰？唯肾为胃关，关门不利，故水聚而泛为痰也。则当曰：肾为生痰之源。经云：受谷者浊，受气者清，清阳走五脏，浊阴归六腑。肺为手太阴，独受诸气之清，而不受有形之浊，则何可贮痰？唯胃为水谷之海，万物所归，稍失转味之职，则湿热凝结为痰。依附胃中而不降。当曰：胃为贮痰之器。斯义也，唯王隐公知之，故制老痰之方，不涉脾肺而责之胃肾。二黄、礞石禀中央之黄色，入通中宫者也。黄芩能清理胃中无形之气，大黄能荡涤胃中有形之质。然痰之为质，虽滑而粘，善泊于肠胃曲折之处而为巢穴，不肯顺流而下，仍得缘涯而升，故称老痰。二黄以滋润之品，只能直行而泄，欲使委曲而导之，非其所长也，故选金石以佐之，礞石之燥，可以除其湿之本，而其性之悍，可以迅扫其曲折依伏之处，使浊秽不得腻滞而少留。此滚痰之所由名乎！又虑夫关门不开，仍得为老痰之巢臼，沉香为北方之色，能纳气归肾，又能疏通肠胃之滞；肾气流通，则水垢不留，而痰不再作；且使礞石不粘着于肠，二黄不伤及于胃，一举而三善备，所以功效若神也。

六十四、指迷茯苓丸

治中脘留伏痰饮，臂痛难举，手足不得转移。

指迷最切茯苓丸，风化芒硝分外看，
枳半合成四味药，停痰伏饮胜灵丹。

半夏（制）二两，茯苓二两，风化硝二钱半，枳壳五钱，四味研末，姜汁糊丸，桐子大，每服三十丸，姜汤下。

柯韵伯曰：痰饮之本皆水也。饮入于胃，游溢精气，上输于脾，此自阳入阴也。脾气散精，上归于肺，此地气上升也。通调水道，下输膀胱，是天气下降也。水精四布，五经并行，是水入于经而血乃成也。若阴阳不和，清浊相干，胃气乱于中，脾气难于升，肺气滞于降，而痰饮随作矣。痰与饮同源，而有阴阳之别。阳盛阴虚，则水气凝而为痰；阴盛阳虚，则水气溢而为饮。除痰者，降气清火是治其标；补阴利水是治其本也。涤饮者，降气燥湿是治其标；温肾利水是治其本也。此方欲兼两者而合治之。半夏燥湿，茯苓渗湿，风硝软坚，枳壳利气，别于二陈之甘缓，远于礞石之峻悍，殆攻坚之平剂欤！

涩可固脱

六十五、当归六黄汤

火炎汗出六黄汤，醒而汗出曰自汗，寐而汗出曰盗汗。二地芩连柏与当，生地黄、熟地黄、黄柏、黄连、黄芩、当归各等分，黄芪加倍。

倍用黄芪偏走表，苦坚妙用敛浮阳。

陈修园曰：阴虚火扰之汗，得当归、生地、熟地之滋阴，又得黄芩、黄连之泻火，治汗之本也。然此方之妙，则在于苦寒，寒则胜热，而苦复能坚之，又恐过于苦寒，伤其中气，中者阴之守也；阴愈虚则火愈动，火愈动则汗愈出，尤妙在大苦大寒队中倍加黄芪，俾黄芪领苦寒之性，尽达于表，以坚汗孔，不使留中而为害，此旨甚微，注家向多误解，特表而出之。

六十六、芪附汤

卫阳不固汗洋洋，须用黄芪附子汤。黄芪一两，熟附子五钱，水煎服。

附暖丹田元气生，得芪固脱守其乡。行于皮毛者，卫外之气也。卫气根于元气，黄芪虽专走卫，有附子挟之同行，则能回大汗欲脱之气，守于其乡，而汗自止矣。

陈修园曰：《神农本草经》云：黄芪气味甘、微温无毒，主痈疽久败疮，排脓止痛，大风癞疾，五痔鼠瘘，补虚，小儿百病。《本经》只此三十三字，皆取其质轻，味淡，偏走皮毛，故治大风，痈疽及一切外症脓血过多，用之补养皮肉之虚而已。又云主小儿百疾者，以轻薄之品，大人不足依赖，唯小儿经脉未盛，气血皆微，不宜峻补，得此微补之品，百病可以概治也。细味经旨，安能大补元气以止汗？如六黄汤之大寒以除热，热除则汗止；玉屏风之解肌以驱风，风除则汗止。三方不重在黄芪，却得黄芪之轻快，径走皮肤，奏效更速，数百年来无一人谈及。甚矣，医道之难也。

六十七、玉屏风散

玉屏风散主诸风，止汗先求絷絷通，风伤卫则汗自出，黄芪得防风，其功愈大，以二药同行走表，令絷絷微似汗，其风邪从微汗而解，则卫无邪扰，汗不再出矣！

发在芪防黄芪、防风，时医误认为止汗之品，害人无算。收在术，表风得黄芪、防风而解，则外无所扰；脏器得白术而安，则内有所据矣。热除风属阳邪，阳则为热。湿去太阴为湿土，湿热交蒸，则为自汗发热之症。主中宫。白术补中宫土气，故能止汗除热。防风、黄芪、白术各等分为末，酒调服。

陈修园曰：以黄芪为固表药，千古贻误。前贤用之不应，所以有“有汗能止，无汗能发”骑墙之说；及庸辈有“炙用能止，生用能发”之分也。《神农本经》俱在，奈何舍而不读也。余于本条小注甚详，细心体认，如拨云见日，明者自知。

六十八、威喜丸

治元阳虚惫，精滑、白浊、遗尿及妇人血海久冷，淫带梦泄等症。

和剂传来威喜丸，梦遗带浊服之安。

茯苓煮晒和黄蜡，专治阳虚血海寒。

白茯苓去皮四两切块，用猪苓二钱五分同于瓷器内煮二十余沸，去猪苓，取出晒干为末，黄蜡四两熔化，搜和茯苓末为丸，如弹子大。每空心细嚼，满口生津，徐徐咽服。以小便清利为效。忌米醋，尤忌气怒动情。

王晋三曰：《抱朴子》云：茯苓千万岁，其上生小木，状似莲花，名威喜芝。今以名方者，须择茯苓之年深质结者，制以猪苓，导之下出前阴，蜡淡归阳，不能入阴。须用黄蜡，性味缓涩，有续绝补髓之功，专调斫丧[①]之阳，分理溃乱之精，故治元阳虚惫，而为遗浊带下者，若治肺虚痰火久嗽，茯苓不必结，而猪苓亦可不用矣。

六十九、济生乌梅丸

治大便下血如神。

下血淋漓治颇难，《济生》遗下乌梅丸。

僵蚕炒研乌梅捣，醋下几回病即安。

---

① 斫丧：摧残。

僵蚕一两（炒），乌梅肉一两半，共为末，醋糊丸，桐子大。每服四五十丸，空心醋汤下。

陈修园曰：简。

七十、斗门秘传方

治毒痢，脏腑撮痛，脓血赤白，或下血片日夜无度及噤口恶痢，他药不能治者，立见神效。

斗门原有秘传方，黑豆干姜芍药良。

甘草地榆罂粟壳，痢门逆症俱堪尝。

干姜四钱，黑豆一两五钱（炒去皮），罂粟壳八钱（蜜炙），地榆、甘草各六钱，白芍三钱，分三四帖，水一钟半，煎八分服。

陈修园曰：甘草、黑豆能解诸毒，毒解则撮痛除，赤白已。毒气不冲于胃口，而噤口之病亦宁。又用地榆以燥在下之湿，芍药以泄在下之热，是正佐法；干姜之大辛大温以开在上之拒格，是反佐法；又用罂粟壳以止剧痛，制以白蜜之滑，以变其涩，是巧佐法。鸦片是罂粟之膏入土者制造而成，名阿芙蓉。今人吃其烟，多受其害；若以一二厘入药，止心腹之痛如神，所以取效倍于他药也。

七十一、圣济附子丸

治洞泄寒中、注下水谷，或痢赤白，食已即出，食物不消。

附子丸中连与姜，乌梅炒研佐之良。

寒中泻痢皆神验，互用温凉请细详。

附子（炮）、乌梅肉（炒）各一两，黄连（炒）二两，干姜（炒）一两，为末，炼蜜丸，桐子大，米饮下三十丸。

按原注云：春伤于风，邪气留连，至夏发为飧泄，至长夏发为洞泄。阴生于午，至未为甚，长夏之时，脾土当旺，脾为阴中之至阴，故阴气盛。阴气既盛，则生内寒而洞泄矣。

七十二、四神丸

治脾肾双虚，子后[①]作泻痢，不思食，不化食。肾水受时于子，弱土不能禁制，故子后每泻。

四神故纸与吴萸，肉蔻除油五味须，

大枣须同姜煮烂，破故纸四两（酒浸炒），吴萸一两（盐水炒），肉豆蔻二两（面裹煨），五味子三两（炒），大枣四十九枚，生姜四两同煎，枣烂去姜，捣枣肉为丸。临睡盐汤下。若早服，不能敌一夜之阴寒也。五更肾泻火衰扶。

柯韵伯曰：泻痢为腹疾，而腹为三阴之都会，一脏不调，便能泻利，故三阴下痢，仲景各为立方以主之。太阴有理中、四逆；厥阴有乌梅丸、白头翁汤；少阴有桃花、真武、猪苓、猪肤、四逆汤散、白通、通脉等剂；可谓曲尽病情，诸法备美。然只为一脏立法，若三脏相关，久留不痊，如子后作泻一症，犹未之及也。夫鸡鸣至平旦，天之阴，阴中之阳也；因阳气当至而不

---

① 子后：子时之后。

至，虚邪得以留而不去，故作泻于黎明。其由有四：一为脾虚不能制水，一为肾虚不能行水；故二神丸君补骨脂之辛燥者，入肾以制水，佐肉豆蔻之辛温者，入脾以暖土，丸以枣肉，又辛甘发散为阳也。一为命门火衰不能生土，一为少阳气虚无以发陈；故五味子散君五味子之酸温，以收坎宫耗散之火，少火生气以培土也；佐吴茱萸之辛温，以顺肝木欲散，之势，为水气开滋生之路，以奉春生也。此四者，病因虽异，而见症则同，皆水亢为害。二神丸是承制之剂，五味散是化生之剂也。二方理不同而用则同，故可互用以助效，亦可合用以建功。合为四神丸是制生之剂也，制生则化，久泄自瘳矣。称曰四神，比理中、八味二丸较速欤！

七十三、金锁固精丸

金锁固精芡实研，莲须龙牡蒺藜连，
又将莲粉为糊合，梦泄多遗久服蠲。

芡实（蒸）、莲蕊须、沙苑蒺藜（炒）各二两，龙骨（酥炙）、牡蛎（盐水煮一日夜，煅粉）各三两，莲子粉为糊丸，盐汤或酒下。

陈修园曰：此方汇集药品，毫无意义。即市中摇铃辈、店上卖药辈亦能制造。张景岳《新方》亦多类此，若辈喜为平稳而说①之，修园不阿好也。

① 说：通悦。

七十四、封髓丹

治梦遗失精及与鬼交。

妄梦遗精封髓丹，砂仁黄柏草和丸，砂仁一两，黄柏三两，炙甘草七钱，蜜丸。每服三钱，淡盐汤送下。一本用肉苁蓉五钱，切片洗淡，酒浸一宿，次日煎三四沸，食前送下。

大封大固春长在，巧夺天工造化玄。

陈修园曰：此方，庸医每疑其偏寒少补而不敢用，而不知大封大固之妙，实夺造化之权，视金锁固精，奚啻天渊之隔？《宝鉴》合三才汤料，名为三才封髓丸，则板实不灵矣！赵羽皇方论最妙，宜熟读之。赵羽皇曰：经云：肾者主水，受五脏六腑之精而藏之。又曰：肾者主蛰，封藏之本，精之处也。盖肾为悭脏，多虚少实。因肝木为子，偏喜疏泄母气，厥阴之火一动，精即随之外溢。况肝又藏魂，神魂不摄，宜其夜卧思交，精泄之症出矣。封髓丹为固精之要药，方用黄柏为君，以其味性苦寒，苦能坚肾，肾职得坚，则阴水不虞其泛溢；寒能清肃，秋令一至，则龙火不至于奋扬；水火交摄，精有不安于其位者乎？佐以甘草，以甘能缓急，泻诸火与肝火之内烦，且能使水土合为一家，以妙封藏之固。若缩砂者，以其味辛性温，善能入肾。肾之所恶在燥，而润之者唯辛，缩砂通三焦、达精液，能纳五脏六腑之精而归于肾，肾家之气纳，肾中之髓自藏矣。

七十五、真人养脏汤

真人养脏汤，罗谦甫木香诃，粟壳当归肉蔻科，

术芍桂参甘草共，脱肛久痢即安和。诃子（面裹煨）一两二钱，罂粟壳（去蒂、蜜炙）三两六钱，肉豆蔻（面裹煨）五钱，当归、白术（炒）、白芍（酒炒）、人参各六钱，木香二两四钱，桂八钱，生甘草一两八钱。每服四钱，脏寒甚，加附子。一方无当归，一方有干姜。

肛脱由于虚寒，参、术、甘草以补其虚，官桂、豆蔻以温其寒；木香调气，当归和血，芍药以止痛，诃子、粟壳以止脱。

陈修园曰：此汇药治病，市医得意之方，修园独以为否，然用木香之多，则涩而不郁，亦是见解超处。

湿可润燥

七十六、清燥救肺汤

主治诸气膹郁，诸痿喘呕。

救肺汤中参草麻，石膏胶杏麦枇杷，

经霜收下干桑叶，解郁滋干效可夸。

经霜桑叶三钱，石膏（煅）二钱五分，甘草、黑芝麻各一钱，人参、杏仁（去皮尖）各七分，真阿胶八分，枇杷叶（去毛、蜜炙）一片，麦冬一钱二分，水煎热服。痰多加贝母，血枯加生地，热甚加犀角、羚羊角。

陈修园曰：喻嘉言制此方，自注云：诸气膹郁之属于肺者，属于肺之燥也；诸痿喘呕之属于上者，亦属于

肺之燥也。古人以辛香之品解郁，固非燥症所宜；即用芩连泻火之品，而苦先入心，反从火化，又非所宜也。喻氏宗缪仲淳甘凉滋润之法制出此方，名曰清燥，实以滋水，即《易》所谓“润万物者，莫润乎水”是也；名曰救肺，实以补胃，以胃土为肺金之母也。最妙是人参一味，仲景于咳嗽症去之者，以其不宜于风寒水饮之咳嗽也。昔医不读《本草经》，疑仲景之法而试用之，用之增剧，遂有肺热还伤肺之说，以人参为肺热禁药。不知人参为肺寒之禁药，为肺热、肺燥之良药也。扁鹊云：损其肺者益其气。舍人参之甘寒，何以泻壮火而益元气哉！

七十七、琼玉膏

琼玉膏中生地黄，参苓白蜜炼膏尝，
肺枯干咳虚劳症，金水相滋效倍彰。

鲜生地四斤，取汁一斤，同白蜜二斤熬沸，用绢滤过，将茯苓十二两，人参六两，各研末，入前汁和匀，以瓷瓶用纸十数层加箬叶封瓶口，入砂锅内，以长流水淹瓶颈，桑柴火煮三昼夜，取出，换纸扎口，以蜡封固，悬井中一日，取起仍煮半日，汤调服。

陈修园曰：人参甘寒柔润，补助肺气。然肺本恶寒，凡咳嗽多属形寒饮冷，得寒润滋补之药，必增其咳。昔医误认为温补之性。故有肺热还伤肺之说。不知肺合皮毛，凡咳嗽从风寒外伤而起，宜用干姜、五味、细辛之类加减，忌用人参之寒。然肺为脏腑之华盖，脏腑之火不得水制，上刑肺金，致肺燥干咳，有声无痰，与寒饮作嗽者不同，正宜用人参之润以滋燥，人参之寒以制热。琼玉膏所以神妙无比也。昔医凡清燥之方，必用人参，可知其长于养津液也。

七十八、生脉散

治热伤元气，气短倦怠，口干出汗。

生脉冬味与参施，暑热刑金脉不支，
若认脉危通共剂，操刀[①]之咎属伊谁？

人参五分、麦冬八分、五味子九粒，水煎服。

陈修园曰：脉资始于肾，资生于胃，而会于肺。仲景于手足冷，脉微欲绝症，取通脉四逆汤，以扶少阴之真阳；于心下悸，脉结代，取复脉汤，以滋阳明之津液，皆救危之方也。

孙真人制生脉散，为暑热伤肺，肺伤则脉渐虚散为足虑；宜于未伤之前取人参、麦冬之甘润，五味子之酸敛，无病之时，预服以保之。除暑月之外，不可以此为例。今人惑于生脉之名，凡脉绝之症，每投立死，亦孙真人命名不正之贻祸也。一本作参麦散，较妥。

燥可去湿

七十九、神术汤

主治三时外感寒邪、内伤生冷而发热及脾泄、肠风。

---

① 操刀：即操刀必割，意为当机立断。此处反用其意。

术防甘草湿家尝，苍术三钱，防风二钱。甘草一钱，加葱白、生姜同煎。据云：无汗用苍术，以代麻黄汤，有汗用白术，以代桂枝汤。神术名汤得意方。

自说法超麻桂上。可知全未梦南阳。仲景居南阳。王海藏以此方代麻黄汤、桂枝汤，可知南阳之法，未尝梦见也。

陈修园曰：仲景麻、桂及葛根、柴胡等汤，步步是法，而大旨在"养津液"三字。王海藏此方，燥烈伤阴，先涸汗源，多致留邪发热，正与仲景法相反。据云用代麻、桂诸汤，平稳可法，其实贻祸匪轻也。须知此方三阳之症无涉，唯太阴之风湿可用。《内经》谓：春伤于风，邪气流连而洞泄，至夏而飧泄肠澼者，宜此燥剂。否则不可沾唇。

八十、平胃散

治湿淫于内，脾胃不能克制，有积饮痞膈中满者。

平胃散用朴陈皮，苍术合甘四味宜，苍术（泔浸）二钱，厚朴（姜汁炒）、陈皮、甘草（炙）各一钱，姜、枣煎。

除湿宽胸驱瘴疠，调和胃气此方施。

柯韵伯曰：《内经》以土运太过曰敦阜，其病腹满；不及曰卑监，其病留满痞塞。张仲景制三承气汤，调胃土之敦阜；李东垣制平胃散，平胃土之卑监也。培其卑而使之平，非削卑之谓也。苍术苦温运脾，长于发汗，迅于除湿，故以为君；厚朴色赤苦温，能助少火而生气，故以为臣；湿因于气滞，故以行气之陈皮为佐；脾得补而健运，故以补脾之甘草为使。名曰平胃，实所以调脾欤！

八十一、五皮饮

五皮饮用五般皮，陈茯姜桑大腹奇，陈皮、茯苓皮、姜皮、桑白皮、大腹皮。

或用五加易桑白，脾虚腹胀此方宜。脾不能为胃行其津液，故水肿。半身以上宜汗，半身以下宜利小便。此方于泻水之中，仍寓调补之意。皆用皮者，水溢皮肤，以皮行皮也。

陈修园曰：此方出华元化《中藏经》，颇有意义。宜审其寒热虚实，而加寒温补泻之品。

八十二、二陈汤

治肥盛之人湿痰为患，痰喘胀满。

二陈汤用夏和陈，益以茯苓甘草臣，半夏二钱，陈皮一钱，茯苓三钱，炙甘草八分，加姜煎。

利气调中兼去湿，诸凡痰饮此为珍。

陈修园曰：此方为痰饮之通剂也。痰之本，水也，茯苓制水，以治其本；痰之动，湿也，茯苓渗湿，以镇其功。方中只此一味是治痰正药，其余半夏降逆，陈皮顺气，甘草调中，皆取之以为茯苓之佐使耳。故仲景云凡痰多者俱加茯苓，呕者俱加半夏，古圣不易之法也。今人不穷古训，以半夏为祛痰之专品，仿稀涎散之法，制以明矾，致降逆之品反为涌吐，堪发一叹！以此方为三阳解表之剂，服之留邪生热，至死不悟。余于《真方》桂枝汤下已详言之。兹不复赘。

八十三、萆薢分清饮

萆薢分清主石蒲，萆梢乌药智仁俱，乌药、益智仁、石菖蒲、萆薢各等分，甘草梢减半。

煎成又入盐些少，加盐少许。淋浊流连数服驱。遗精、白浊。

汪讱庵曰：萆薢能泄厥阴、阳明湿热，去浊分清；乌药驱逆气而止便数；益智固脾肾而开郁结；石菖蒲开九窍而通心；甘草梢达肾茎而止痛；使湿热去而心。肾通，气化行而淋浊止矣。此以疏泄为禁止者也。

八十四、肾着汤

治寒湿腰痛如带五千钱。此带脉为病，名曰肾着。

腰痛如带五千钱，肾着汤方岂偶然？

甘草茯苓姜与术，长沙老法谱新篇。

甘草二钱，白术、干姜、茯苓各四钱，水煎服。即《金匮》甘草、干姜茯苓白术汤，但分两多少不同。

陈修园曰：带脉为病，腰溶溶如坐水中，此寒湿之邪不在肾之中脏，而在肾之外腑。故其治不在温肾而在散寒，而在燠土以胜水。若用桂附，则反伤肾之阴矣。

八十五、一味白术汤

治伤湿，一身尽痛。

即白术一两，酒煎服，不能饮者，以水代之。

按：《神农本草经》云：白术气味甘温、无毒，主风寒湿痹，死肌痉疸，止汗、除热、消食。作煎饵。久服，轻身延年不饥。原文只此三十四字。

陈修园曰：白术主治风寒湿三者合而成痹，而除湿之功而更大焉。死肌者，湿邪侵肌肉而麻木不仁也。痉者，湿流关节而筋劲急也。疸者，湿乘脾土，肌肉发黄也。湿久郁而为热，湿热交蒸，故自汗而发热也。脾受湿，则失其健运之常，故食不能消也。白术性能燥湿，所以主之。“作煎饵”三字，先圣另提，大费苦心。以白术之功在燥，而所以妙处在于多脂，多脂则燥中有润。张隐庵解云：土有湿气，始能灌溉四旁，如地得雨露，始能发生万物。今以生术削去皮，急火炙令熟，名为煎饵，遵法修治，则味甘而质润，土气和平，故久服有轻身延年不饥之效。后人用土炒燥，大失经旨。叶天士《临证指南》竟用水漂炒黑，是徒用白术之名也，不得不附辨于此。

寒能胜热

八十六、泻白散

泻白甘桑地骨皮，再加粳米四般宜。桑白皮、地骨皮各一钱，甘草五分，粳米百粒。汪云：桑皮泻肺火，地骨退虚热，甘草补土生金，粳米和中清肺。李时珍曰：此泻肺诸方之准绳也。

秋伤燥令成痰嗽，火气乘金此方奇。

季楚重曰：火热伤气，救肺之治有三：伤寒邪热侮肺，用白虎汤除烦，此治其标；内症虚火烁金，用生脉益阴，此治其本；若夫正气不伤，郁火又甚，则泻白散之清肺调中，标本兼治，又补二方之不及也。

八十七、甘露饮

治胃中湿热，色黄，尿赤，口疮，吐血，衄血。

甘露二冬二地均，天冬、麦冬、生地、熟地。枇杷芩枳黄芩、枳壳、枇杷叶斛茵伦，石斛、茵陈。

合用甘草平虚热，等分煎温服。口烂龈糜吐衄珍。

陈修园曰：足阳明胃为燥土，喜润而恶燥，喜降而恶升。故以二冬、二地、、石斛、甘草之润以补之，枇杷、枳壳之降以顺之。若用连、柏之苦，则增其燥；若用芪、术之补，则虑其升；即有湿热，用一味黄芩以折之，一味茵陈以渗之，足矣。盖以阳明之治，最重在“养津液”三字。此方二地、二冬等药，即猪苓汤用阿胶以育阴意也。茵陈、黄芩之折热而去湿，即猪苓汤中用滑、泽以除垢意也。

八十八、左金丸

治肝脏实火，左胁下痛或吐酸水。

八十九、香连丸

治赤下痢。

茱连六一左金丸，肝郁胁痛吞吐酸。黄连六两，吴茱萸一两，盐汤泡，名茱连丸。

更有痢门通用剂，香连丸子服之安。黄连二十两，以吴茱萸十两，水拌浸一宿同炒。去吴茱萸，木香四两八钱五分，二味共研末，醋糊丸，桐子大。每服二三钱，空心米汤下。薛立斋治虚痢，以四君子汤、四物汤、补中益气汤，随宜送下。

陈修园曰：肝实作痛，唯肺金能平之。故用黄连泻心火，不使克金；且心为肝子，实则泻其子也。吴茱萸入肝，苦辛大热，苦能引热下行，同气相求之义也，辛能开郁散结，通则不痛之义也。何以谓之左金？木从左而制从金也。至于香连丸，取黄连之苦以除湿，寒以除热，且藉其苦以坚大便之滑，况又得木香之行气止痛、温脾和胃以为佐乎！故久痢之偏热者，可以统治也。

九十、温胆汤

治热呕吐、虚烦惊悸不眠，痰气上逆。

温胆汤方本二陈，竹茹枳实合和匀。二陈加竹茹、枳实。

不眠惊悸虚烦呕，日暖风和木气伸。

陈修园曰：二陈汤为安胃祛痰之剂，加竹茹以清膈上之虚热，枳实以除三焦之痰壅。热除痰清而胆自宁和，和即温也。温之者，实凉之也。若胆家真寒而怯，宜用龙牡桂枝汤加附子之类。

九十一、金铃子散

治心腹痛及胁痛等症，脉洪数及服热药而增痛者如神。

金铃子散妙如神，须辨诸痛作止频，火痛或作或止，胡索金铃调酒下，元胡索、金铃子各等分，研末，以清酒调服三钱，制方原是远温辛。

陈修园曰：金铃子引心包相火下行，从小肠、膀胱而出；元胡索和一身上下诸痛，配合得法，所以效神。

九十二、丹参饮

治心痛、胃脘诸痛多效，妇人更效。

心腹诸痛有妙方，丹参为主义当详。

檀砂佐使皆遵法，入咽咸知效验彰。

丹参一两，檀香、砂仁各一钱，水一杯半，煎七分服。

陈修园曰：稳。

九十三、百合汤

治心口痛，服诸热药不效者。亦属气痛。

久痛原来郁气凝，若投辛热痛频增，

重需百合轻清品，乌药同煎亦准绳。

百合一两，乌药三钱，水二杯煎七分服。

陈修园曰：此方余从海坛得来，用之多验。

以上三方，皆治心胃诸痛，服热药而不效，宜之。古人治痛，俱用通法，然通之之法；各有不同：通气以和血，调血而和气，通也；上逆者使之下行，中结者使之旁达，亦通也；虚者助之使通，寒者温之使通，无非通之之法也。若必以下泄为通，则妄矣！此说本之高士宗《医学正传》。士宗名世栻，浙江人也。著有《灵枢直解》《素问直解》等书行世。

九十四、滋肾丸

治肺痿声嘶，喉痹咳血烦躁。

即通关丸见通剂

罗东逸曰：此丸为肾家水竭火炎而设。夫水竭则肾涸，肾涸则下泉不钟。而阳盛于上，斯喉痹痰结烦躁之症作；火炎则金伤，金伤则上源不泽，无以蒸煦布沤，斯声嘶咳血焦痿之症生。此时以六味补水，水不能遽生也，以生脉保金，金不免犹燥也。唯急用黄柏之苦以坚肾，则能伏龙家之沸火①，是谓浚其源而安其流；继用知母之清以凉肺，则能全破伤之燥金，是谓沛之雨而腾之露②。然恐水火之不相入而相射也，故益之以肉桂之反佐为用，兼以导龙归海，于是坎盈窞而流渐长矣③，此滋肾之旨也。

柯韵伯曰：水为肾之体，火为肾之用。人知肾中有水始能制火，不知肾中有火始能致水耳。盖天一生水者，阳气也，即火也；气为水母，阳为阴根，必火

---

① 伏龙家之沸火：降伏肾阳偏亢之火。

② 沛之雨而腾之露：谓久旱之禾苗得到雨露之滋润，得以复苏也。

③ 坎盈窞（dàn）而流渐长矣：肾脏水液充盈，于是尿液多而集中了。坎盈窞即坎窞盈。坎，八卦之一，象水，故借指肾脏；窞，小穴。

有所归，斯水有所主。故反佐以桂之甘温，引知柏入肾而奏其效。此相须之殷，亦承制之理也。

九十五、地骨皮散

治阴虚火旺，骨蒸发热，日静夜剧者，妇人热入血室，胎前发热者。

即四物汤加地骨皮、牡丹皮各三钱。四物汤见补剂。

柯韵伯曰：阴虚者，阳必凑之，故热。仲景曰：阴弱则发热。阳气下陷入阴中，必发热。然当分三阴而治之：阳邪陷入太阴脾部，当补中益气以升举之，清阳复位而火自熄也；若陷入少阴肾部，当六味地黄丸以对待之，壮水之主而火自平也；陷入厥阴肝部，当地骨皮饮以凉补之，血有所藏而火自安也。四物汤为肝家滋阴调血之剂，加地骨皮，清志中之火以安肾，补其母也；加牡丹皮，清神中之火以凉心，泻其子也。二皮凉而不润，但清肝火不伤脾胃，与四物加知柏之湿润而苦寒者不同矣。故逍遥散治肝火之郁于本脏者，木郁达之，顺其性也；地骨皮饮治阳邪之陷于肝脏也，客者除之，勿纵寇以遗患也。二者皆肝家得力之剂。

九十六、清暑益气汤

长夏湿热蒸炎，四肢困倦，精神减少，身热气高，烦心，便黄，口渴而自汗脉虚者，此方主之。

清暑益气草参芪，麦味青陈曲柏奇。

二术葛根升泽泻，暑伤元气法当遵。

人参、黄芪、甘草（炙）、当归、麦冬、五味、青皮、陈皮、葛根、苍术、白术、升麻、泽泻，姜、枣煎。

参吴鹤皋《方考》：暑令行于夏，至长夏则兼湿令矣，此方兼而治之。炎暑则表气易泄，兼湿则中气不固，黄芪轻清散表气，又能领人参、五味之苦酸同达于表以实表；神曲消磨伤中气，又能佐白术、甘草之甘温，消补互用以调中；酷暑横流，肺金受病，人参、五味、麦冬所以补肺、敛肺、清肺经，所谓扶其所不胜也；火盛而水衰，故以黄柏、泽泻滋其化源；津液亡则口渴，故以当归、干葛生其胃液，清气不升，升麻可升，浊气不降，二皮可降；苍术之用，为兼长夏湿也。

九十七、龙胆泻肝汤

治胁痛、口苦、耳聋、耳肿、筋痿、阴湿热痒、阴肿、血浊、溲血。

龙胆泻肝通泽柴，车前生地草归偕。

栀芩一派清凉品，湿热肝邪力可排。

胆草三分，栀子、黄芩、泽泻、柴胡各一钱，车前子、木通各五分，当归、甘草、生地各三分。

龙胆、柴胡泻肝胆之火，佐以黄芩、栀子、木通、车前、泽泻，俾湿火从小便而出也。然泻之过甚，恐伤肝血，故又以生地、当归补之。肝苦急，急食甘以缓之，故以甘草缓其急，且欲以大甘之味济其大苦，不令过于泄下也。

九十八、当归芦荟丸

治肝经实火，头晕目眩，耳聋耳鸣，惊悸搐搦，躁扰狂越，大便秘结，小便涩滞，或胸胁作痛，阴囊肿胀。凡属肝经实火皆宜服之。

当归芦荟黛栀将，木麝二香及四黄，

龙胆共成十一味，诸凡肝火尽能攘。

当归、胆草（酒洗）、栀子、黄连、黄柏、黄芩各一两，大黄、青黛（水飞）、芦荟各五钱，木香二钱五分，麝香五分（炒），神曲，糊丸，姜汤下，每服二十丸。

陈修园曰：五脏各有火，而肝火最横；肝火一动，每挟诸经之火，相持为害。故以青黛、芦荟、龙胆入本经而直折之；又以黄芩泻肺火，黄连泻心火，黄柏泻肾火，栀子泻三焦火，分诸经而泻之，而最横之肝火，失其党援而乃平。然火旺则血虚，故以当归之补血者为君；火旺则胃实，故以大黄之通滞者为臣；气有余便是火，故以麝香之主持正气、神曲之化导陈气，木香之通行滞气为佐；气降火亦降，自然之势也，况又得芩、连、栀、柏分泻诸经，青黛、芦荟、龙胆直折本经内外应兵，以为之使乎！立法最奇，向来为庸解所掩，兹特阐之。

九十九、犀角地黄汤

主治吐衄、便血，妇人血崩、赤淋。

犀角地黄芍药丹，生地两半，白芍一两，丹皮、犀角各二钱半。每服五钱。血升胃热火邪干，

斑黄阳毒皆堪治，或益柴芩总伐肝。

柯韵伯曰：气为阳，血为阴。阳密乃固，阳盛则伤阴矣；阴平阳秘，阴虚者，阳必凑之矣。故气有余即是火，火入血室，血不荣经，即随逆气而妄行。上升者出于口鼻，下陷者出于二便，虽有在经在腑之分，要皆心肝受热所致也。心为荣血之主，心火旺则血不宁，故用犀角、生地酸咸甘寒之味以清君火；肝为藏血之室，肝火旺则血不守，故用丹皮、芍药辛苦微寒之品以平相火。此方虽曰清火，而实滋阴之剂。盖血失则阴虚，阴虚则无气，故阴不足者当补之以味，勿得反伤其气也。若用芩、连、胆草、栀、柏以泻其气，则阳之剧者，苦从火化；阳已衰者，气从苦发，燎原而飞越矣。

一〇〇、四生丸

治阳盛阴虚，血热妄行或吐或衄者。

四生丸用叶三般，艾柏鲜荷生地班，生侧柏叶、生艾叶、生荷叶、生地黄各等分。

共捣成团入水化，血随火降一时还。捣为丸，如鸡子大，每服一丸，滚汤化下。

柯韵伯曰：心肾不交则五脏齐损，阴虚而阳无所附，则火炎上焦，阳盛则阳络伤，故血上溢于口鼻也。凡草木之性，生者凉，而熟之则温；熟者补而生者泻。

四味皆清寒之品，尽取其生者而捣烂为丸，所以全其水气；不经火煮，更以远于火令矣。生地多膏，清心肾而通血脉之源；柏叶西指，清肺金而调营卫之气；艾叶芳香，入脾胃而和生血之司；荷叶法震，入肝家而和藏血之室。五脏安堵，则水火不相射，阴平阳秘，而血归经矣。是方也，可暂用以遏妄行之血，如多用则伤营。盖血得寒则瘀血不散，而新血不生也。设但知清火凉血，而不用归脾、养营等剂以善其后，鲜有不绵连岁月而毙者。非立方之不善，妄用者之过耳。

热可制寒

一〇一、回阳急救汤

回阳急救节庵用六君，桂附甘姜五味群，附子（炮）、干姜、肉桂、人参各五分，白术、茯苓各一钱，半夏、陈皮各七分，甘草三分，五味九粒，姜水煎。

加麝三厘或胆汁，三阴寒厥见奇勋。姜、桂、附子祛其阴寒，六君子汤补助其阳气，五味、人参以生其脉。加麝香者以通其窍，加胆汁者，热因寒用也。

陈修园曰：此市医得意之方也。修园不释。

一〇二、益元汤

益元艾附与干姜，麦味知连参草将，附子（炮）、艾叶、干姜、麦冬、五味、知母、黄连、人参、炙甘草。艾叶辛热能回阳。

葱白童便为引导，内寒外热是慈航。

此阴盛格阳之症。面赤口渴，欲卧于泥水之中，为外热内寒。此汤姜、附、艾叶加知、连等药，与白通加人尿、猪胆汁同意，乃热因寒药为引用也。内热曰烦，为有根之火；外热不宁曰躁，为无根之火。故但躁不烦及先躁后烦者皆不治。

一〇三、济生肾气丸

肾气丸名别济生，车前牛膝合之成。熟地四两，茯苓三两，山药、山茱、丹皮、泽泻、肉桂、车前子、牛膝各一两，附子五钱，蜜丸，空心米汤送下。

肤膨腹肿痰如壅，气化缊絪水自行。

张景岳曰：地黄、山药、丹皮以养阴中之真水；山茱、桂、附以化阴中之阳气；茯苓、泽泻、车前、牛膝以利阴中之滞。能使气化于精，即所以治肺也；补火生土，即所以治脾也；壮水利窍，即所以治肾也。水肿乃脾肺肾三脏之病，此方所以治其本。

一〇四、三生饮

治卒中昏不知人、口眼歪斜、半身不遂，并痰厥、阴厥。

三生饮用附乌星，香入些微是引经。生南星一两，生川乌、生附子各去皮各五钱，木香二钱。

参汁对调宗薛氏，每服一两，加参一两。风痰卒倒效神灵。

柯韵伯曰：风为阳邪，风中无寒，不甚伤人，唯风中挟寒，害始剧矣。寒轻而在表者，宜发汗以逐邪；寒重而入里者，非温中补虚，终不可救。此取三物之大辛大热者，且不炮不制，更佐以木香，乘其至刚至锐之气而用之，非以治风，实以治寒也。然邪之所凑，其气必虚，但知勇于攻邪，若正气虚而不支，能无倒戈之患乎？必用人参两许，以驾驭其邪。此立斋先生真知确见，立于不败之地，而收万全之效者也。若在庸手，必谓补住邪气而不敢用。此谨熟阴阳，毋与众论，岐伯所以叮咛致告耳。观其每服五钱，必四服而邪气始出；今之畏事者，用乌、附数分，必制熟而后敢用，更以芩连监制之，焉能挽回如此危症哉？古今人不相及如此。

一〇五、参附汤　术附汤　芪附汤

见涩剂

阴盛阳虚汗自流，肾阳脱汗附参求，人参一两，熟附子五钱。水煎服，名参附汤。

脾阳遏郁术和附，白术一两，熟附子五钱，名术附汤。若是卫阳芪附投。黄芪一两，熟附子五钱，名芪附汤。

喻嘉言曰：卫外之阳不固而自汗，则用芪附；脾中之阳遏郁而自汗，则用术附；肾中之阳浮游而自汗，则用参附。凡属阳虚自汗，不能舍三方为治。三方之用大矣。然芪附可以治虚风；术附可以治寒湿；参附可以壮元神。三者亦交相为用。若用所当用，功效若神，诚足贵也。

一〇六、近效白术汤

即术附汤减半，加炙甘草一钱五分，生姜三片，红枣二枚，水煎服。治风虚头重眩，苦极；不知食味，暖肌补中，益精气。

喻嘉言曰：此方治肾气空虚之人。外风入肾，恰似乌洞之中，阴风惨惨，昼夜不息。风挟肾中浊阴之气，厥逆上攻，其头间重眩之苦至极难耐；兼以胃气亦虚，不知食味。故方中全不用风门药，但用附子暖其水脏，白术、甘草暖其土脏，水土一暖，则浊阴之气尽趋于下，而头苦重眩及不知食味之症除矣。试观冬月井中水暖，土中气暖，其浊阴之气，且不能出于地．岂更能加于天乎？制方之义可谓精矣！此所以用之而获近效也。

陈修园曰：喻嘉言之解甚超，但于“益精气”三字而略之，犹未识制方之神妙也。盖精者，天一所生之水也。“一”即阳也，即阳气也，气即火也。气为水母，阳为阴根，川流不息，水之行即火之用也。故方中君以附子，俾肾中有火以致水，水自不穷。俗医以熟地、枸杞之类滋润为补，譬之无源之水，久停则污秽不堪矣！况本方中又有白术、甘草暖其土脏，俾纳谷多，则津液旺，充血生精，以复其真阴之不足。《难经》所谓损其肾者，益其精；《内经》所谓精不足者，补之以味。此方深得圣经之旨矣，故分而言之。经云：两神相搏，合而成形，尝先身生是谓精。附子补肾中之神，所以益精。经又云：上焦开发，宣五谷味，熏肤充身泽毛，若雾露之溉，是谓气。白术、甘草入脾而宣布其气，所以益气。合而言之，精由气化，气由精生，非一，亦非两也。悟得此方之妙，便知六味丸退热则有余，补水则不足；八味丸化气行水则有余，补火致水则不足。他若张景岳自制大补元煎等汤，竟云补血补精以熟地黄为主，少则二三钱，多则一二两，无知妄作，误人匪少。何陈远公之《石室秘录》《辨症奇闻》，冯楚瞻之《锦囊》，专宗此说，众盲为一盲所引，是可慨也！

一〇七、附子理中汤

即理中汤见《真方歌括·太阴篇》加附子（炮）二钱。

陈修园曰：理中汤以参、草补阴，姜、术补阳，和平之药，以中焦为主，上交于阳，下交于阴，为吐泻等症之立法。原无加附子之法，若加附子，则偏重下焦，不可名为理中矣。然脾肾俱寒，吐后而大泻不止，须用附子回其真阳，而门户始固，必重加此一味而后效。但既加附子，而仍名理中，命名不切，此所以为时方也。又有再加肉桂，名桂附理中汤，则立方不能无弊矣！盖以吐泻，阴阳两脱，若用肉桂，宣太阳之腑气，动少阴之脏气，恐致大汗，为亡阳之坏症也。

一〇八、鸡鸣散

治脚气第一品药，不问男女皆可服。如感风湿流注，脚痛不可忍，筋脉浮肿者，并宜服之，其效如神。

鸡鸣散是绝奇方，苏叶茱萸桔梗姜，瓜橘槟榔煎冷服，肿浮脚气效彰彰。槟榔七枚、橘红、木瓜各一两，吴茱萸、苏叶各三钱，桔梗、生姜各半两，水三大碗。慢火煎至一碗半，取渣，再入水两碗，煎取一小碗，两汁相和，安置床头，次日五更分三五次冷服之，冬月略温亦可。服药至天明，当下黑粪水，即是肾家所感寒湿之毒气也。至早饭时，必痛住肿消，只宜迟吃饭，使药力作效。此方并无所忌。

陈修园曰：寒湿之气着于下焦而不去，故用生姜、吴茱萸以驱寒，橘红、槟榔以除湿。然驱寒湿之药颇多，而数品皆以气胜，加以紫苏为血中之气药，辛香扑鼻，更助其气，气盛则行速，取着者行之之义也。又佐以木瓜之酸，桔梗之苦，经云：酸苦涌泄为阴，俾寒湿之气得大气之药，从微汗而解之；解之而不能尽者，更从大便以泄之，战则必胜之意也。其服于鸡鸣时奈何？一取其腹空，则药力专行；一取其阳盛，则阳药得气也。其必冷服奈何？以湿为阴邪，冷汁亦为阴属，以阴从阴，混为一家，先诱之而后攻之也。